DIETA CIRCADIANA 2025

110 Novas Receitas para Perda de peso e Bem-estar Metabólico otimizam a Saúde por meio do Horário das Refeições

KLARLOCK

ISENÇÃO DE RESPONSABILIDADE

Este livro tem como objetivo fornecer material útil e informativo sobre os temas abordados na publicação. Ele é vendido com o entendimento de que o autor e o editor não estão envolvidos na prestação de quaisquer serviços médicos, de saúde ou outros serviços profissionais pessoais no livro. O leitor deve consultar seu médico, profissional de saúde ou outro profissional competente antes de adotar qualquer sugestão deste livro ou tirar qualquer conclusão. O autor e o editor isentam-se expressamente de qualquer responsabilidade por qualquer responsabilidade, perda ou risco, pessoal ou não, decorrente, direta ou indiretamente, do uso e aplicação de qualquer conteúdo deste livro.

OBSERVAÇÃO

Todas as receitas deste livro foram elaboradas para quatro pessoas. Para esta quantidade devem ser considerados os ingredientes indicados nas receitas. Caso seja necessário alterar a porção, recomenda-se ajustar proporcionalmente as doses dos ingredientes. Recomenda-se também seguir atentamente as instruções de preparo e cozimento para obter o melhor resultado. No contexto deste livro, quando nos referimos a "uma xícara" como unidade de medida de ingredientes, queremos dizer usar uma xícara de cozinha padrão com capacidade de aproximadamente 240 mililitros. É essencial usar um copo medidor para obter as quantidades certas de ingredientes. Se não tiver copo medidor, pode usar um copo medidor graduado, certificando-se de que corresponde corretamente às proporções indicadas. Aqui estão alguns exemplos 1 Xícara de farinha 100 gr. 1 xícara de arroz 200 gr. 1 Xícara de Quinoa 200 gr

CONCLUSÕES E PRÓXIMOS PASSOS PARA A DIETA CIRCADIANA

RECEITAS DE APERITIVOS

APERITIVOS FRIO

APERITIVOS QUENTES

APERITIVOS À BASE DE PEIXE

APERITIVOS VEGETARIANAS

APERITIVOS LEVES E RÁPIDOS

RECEITAS PRIMEIROS PRATOS

SOPAS E ENSOPADOS

PRATOS À BASE DE GRÃOS INTEGRAIS

PRATOS À BASE DE TOFU OU SEITAN

PRATOS EXÓTICOS E CRIATIVOS

PRATOS FRIOS E DE VERÃO

187 SALADA DE MACARRÃO INTEGRAL COM TOMATE SECO

189 ESPELTA COM LEGUMES GRELHADOS E QUEIJO FETA

191 SALADA DE ARROZ SELVAGEM COM LEGUMES CROCANTES

193 ESPAGUETE FRIO COM PESTO DE MANJERICÃO

PRATOS TRADICIONAIS REVISITADOS

195 PENNE ALL'ARRABIATA COM TOMATE FRESCO

197 ARROZ PILAF COM LEGUMES DA ESTAÇÃO

199 LASANHA VEGETARIANA COM BECHAMEL LIGHT

202 ESPAGUETE INTEGRAL COM TOMATE E MANJERICÃO

PRATOS SABOROSOS COM FRUTAS

RECEITAS SEGUNDO PRATOS

PRATOS À BASE DE PEIXE

PRATOS À BASE DE AVES OU CARNE BRANCA

PRATOS À BASE DE TOFU OU SEITAN

PRATOS À BASE DE CARNE VERMELHA MAGRA

PRATOS À BASE DE OVO

PRATOS CRIATIVOS

RECEITAS LATERAL

INTRODUÇÃO À DIETA CIRCADIANA

A Dieta Circadiana Sincronizando o Bem-Estar com os Ritmos Naturais A nutrição é um dos elementos cruciais que influenciam a nossa saúde e bem-estar. A investigação científica continua a revelar a importância não só do que comemos, mas também de quando comemos. Uma abordagem nutricional inovadora e cada vez mais reconhecida é a Dieta Circadiana, um método baseado na sincronização da nutrição com os ritmos biológicos naturais do corpo. Compreendendo os ritmos biológicos Nosso corpo segue um ritmo circadiano interno, regulado pelo relógio biológico que afeta vários aspectos fisiológicos, incluindo sono, digestão, metabolismo e até humor.

Estes ritmos estão em sintonia com o ciclo natural da luz solar, e a Dieta Circadiana centra-se em como aproveitar ao máximo estes ciclos para otimizar a saúde. A importância dos horários das refeições Um dos pilares fundamentais da Dieta Circadiana são os horários das refeições. Não se trata apenas do que comemos, mas também de quando comemos. Essa abordagem nutricional sugere concentrar o consumo de alimentos mais nutritivos durante o dia, quando o metabolismo está mais ativo, e reduzir a ingestão de alimentos pesados à noite, quando o corpo se prepara para o descanso. Princípios-chave da Dieta Circadiana A Dieta Circadiana promove uma ampla variedade de alimentos naturais e não processados, incentivando o consumo de frutas, vegetais, grãos integrais, proteínas magras e gorduras saudáveis.

Destaca também a importância de reduzir o consumo de alimentos ricos em açúcares adicionados, gorduras saturadas e alimentos altamente processados, que podem interferir nos ritmos naturais do corpo. Os efeitos positivos na saúde e no bem-estar Seguir a dieta circadiana pode levar a inúmeros benefícios à saúde. Estudos científicos sugerem que sincronizar a nutrição com os ritmos circadianos pode melhorar o metabolismo, promover a perda de peso, aumentar os níveis de energia e melhorar a qualidade do sono. Além disso, também pode ter efeitos positivos no sistema imunológico e nas funções cognitivas. Sua jornada com a Dieta Circadiana Este livro foi elaborado para ser um guia prático e abrangente para aqueles que desejam explorar a Dieta Circadiana.

Através de receitas deliciosas e nutritivas, planos alimentares equilibrados e conselhos práticos, vou levá-lo numa viagem para compreender melhor como a nutrição pode ser adaptada aos ritmos naturais do seu corpo. Conclusão A Dieta Circadiana representa uma evolução na abordagem da nutrição, convidando-nos a considerar não só o que comemos, mas também quando o fazemos. Este livro foi elaborado para oferecer ferramentas práticas e conhecimento profundo para ajudá-lo a colher todos os benefícios dessa abordagem, levando-o a um melhor equilíbrio e a um bem-estar ideal.

A HISTÓRIA DA DIETA CIRCADIANA

A história da dieta circadiana remonta a meados do século 20, quando os pesquisadores começaram a estudar o ritmo circadiano do corpo humano. O ritmo circadiano é um ciclo de 24 horas que regula muitos processos do corpo, incluindo sono, digestão, metabolismo e temperatura corporal. Em 1971, os cientistas descobriram que a luz regula o ritmo circadiano. Esta descoberta levou ao desenvolvimento de terapias baseadas em luz para tratar distúrbios do ritmo circadiano, como jet lag e distúrbios do trabalho por turnos.

Na década de 1990, os pesquisadores começaram a estudar o impacto da dieta no ritmo circadiano. Eles descobriram que comer em harmonia com o ritmo circadiano pode ajudar a melhorar a saúde e o bem-estar.

Em 2012, o Dr. Satchin Panda, pesquisador do Instituto Salk em San Diego, publicou um artigo na revista Science que ajudou a impulsionar a dieta circadiana. Neste artigo, o Dr. Panda demonstrou que fazer grandes refeições à noite pode interferir no sono e aumentar o risco de obesidade e doenças crônicas. Desde então, as pesquisas sobre a dieta circadiana cresceram rapidamente. Estudos demonstraram que a dieta circadiana pode oferecer uma série de benefícios à saúde, incluindo: Melhoria do sono, Redução do risco de obesidade, Redução do risco de doenças crônicas, como diabetes tipo 2, doenças cardíacas e câncer Melhoria da função cognitiva, A dieta circadiana é um abordagem dietética relativamente nova, mas é um campo de pesquisa em rápido crescimento.

O QUE É A DIETA CIRCADIANA

A dieta circadiana é um plano alimentar baseado no ritmo circadiano do corpo humano. O ritmo circadiano é um ciclo de 24 horas que regula muitos processos do corpo, incluindo sono, digestão, metabolismo e temperatura corporal. A dieta circadiana sugere que comer em harmonia com o ritmo circadiano pode ajudar a melhorar a saúde e o bem-estar. Por exemplo, fazer grandes refeições à noite pode interferir no sono e aumentar o risco de obesidade e doenças crónicas. Princípios fundamentais da dieta circadiana. Os princípios fundamentais da dieta circadiana incluem:

Evite fazer grandes refeições à noite.

Concentre-se em alimentos ricos em nutrientes e antioxidantes.

Evite alimentos processados, açúcares adicionados e cafeína.

A dieta circadiana sugere focar em alimentos ricos em nutrientes e antioxidantes, incluindo: Frutas e vegetais, Legumes, Grãos integrais

Peixe, Frango, Nozes e Sementes, A dieta circadiana é uma abordagem dietética promissora que pode ajudar a melhorar a saúde e o bem-estar. Aqui estão alguns dos benefícios específicos da dieta circadiana:

Melhor sono: Comer grandes refeições à noite pode interferir na produção de melatonina, um hormônio que ajuda a regular o sono. A dieta circadiana, que recomenda fazer refeições menores e mais frequentes ao longo do dia e evitar grandes refeições à noite, pode ajudar a melhorar a qualidade do seu sono.

Risco reduzido de obesidade: Comer grandes refeições à noite pode aumentar a absorção de calorias e promover o armazenamento de gordura. A dieta circadiana, que recomenda refeições menores e mais frequentes ao longo do dia e evitar grandes refeições à noite, pode ajudar a reduzir o risco de obesidade. **Risco reduzido de doenças crônicas:** Comer grandes refeições à noite pode aumentar a inflamação, que é um fator de risco para muitas doenças crônicas.

OS BENEFÍCIOS DA DIETA CIRCADIANA

A pesquisa sugere que a dieta circadiana pode oferecer uma série de benefícios à saúde, incluindo:

Sono melhorado

Risco reduzido de obesidade

Redução do risco de doenças crônicas, como diabetes tipo 2, doenças cardíacas e câncer

Função cognitiva melhorada

Sono melhorado

O ritmo circadiano regula o ciclo sono-vigília. Comer em harmonia com o seu ritmo circadiano pode ajudar a melhorar a qualidade do seu sono. Por exemplo, fazer grandes refeições à noite pode interferir na produção de melatonina, um hormônio que ajuda a regular o sono.

Risco reduzido de obesidade

A obesidade é um problema crescente de saúde pública. A pesquisa sugere que a dieta circadiana pode ajudar a reduzir o risco de obesidade. Por exemplo, fazer grandes refeições à noite pode aumentar a absorção de calorias e promover o armazenamento de gordura.

Risco reduzido de doenças crônicas

As doenças crónicas, como a diabetes tipo 2, as doenças cardíacas e o cancro, são as principais causas de morte em todo o mundo. A pesquisa sugere que a dieta circadiana pode ajudar a reduzir o risco dessas doenças. Por exemplo, fazer grandes refeições à noite pode aumentar a inflamação, que é um factor de risco para muitas doenças crónicas.

Função cognitiva melhorada

As funções cognitivas, como memória e atenção, diminuem com a idade. A pesquisa sugere que a dieta circadiana pode ajudar a melhorar a função cognitiva. Por exemplo, fazer grandes refeições à noite pode aumentar a produção de radicais livres, que podem danificar as células cerebrais. Como seguir a dieta circadiana Aqui estão algumas dicas para seguir a dieta circadiana: Faça refeições menores e mais frequentes ao longo do dia. Evite fazer grandes refeições à noite. Concentre-se em alimentos ricos em nutrientes e antioxidantes. Evite alimentos processados, açúcares adicionados e cafeína. É importante encontrar um equilíbrio que funcione para você e seu estilo de vida. Se você tiver dúvidas ou preocupações, converse com seu médico ou nutricionista.

PERDA DE PESO

A Dieta Circadiana pode ser útil para perda de peso. Ao concentrar-se em fazer refeições maiores durante o dia e reduzir a ingestão à noite, você pode aumentar o seu metabolismo e gerenciar melhor a sua energia. Além disso, reduzir o consumo de alimentos com alto teor calórico e açúcares adicionados pode ser benéfico para o controle de peso. Dieta Circadiana para a Saúde do Coração: A Dieta Circadiana pode apoiar a saúde do coração através do controle de peso. Reduzir a ingestão de alimentos ricos em gorduras saturadas e açúcares adicionados pode ajudar a reduzir o risco de doenças cardíacas. Outras aplicações específicas: Regulação do metabolismo: Adaptar a sua dieta aos ritmos circadianos pode ajudar a regular o seu metabolismo, apoiando o equilíbrio energético e o controlo do peso. Melhor sono e descanso: Uma dieta circadiana bem estruturada pode promover um sono melhor, pois evita refeições pesadas antes de dormir e pode ajudar a regular os ciclos de sono-vigília. Melhor energia e atenção: Sincronizar a nutrição com os ritmos circadianos pode manter níveis de energia mais estáveis ao longo do dia, promovendo maior concentração e atenção. Gerenciando o diabetes e a saúde metabólica: Adaptar sua dieta circadiana pode ser útil no controle do diabetes e da saúde metabólica, pois equilibrar as refeições ao longo do dia pode influenciar positivamente os níveis de açúcar no sangue e de insulina. Personalizar a sua Dieta Circadiana para atingir objetivos específicos pode ser benéfico, mas é importante adaptá-la às suas necessidades individuais e consultar um profissional de saúde, como nutricionista ou médico, para aconselhamento personalizado.

FUNDAMENTOS DO RITMO

O ritmo circadiano representa um ciclo biológico de aproximadamente 24 horas que regula vários processos fisiológicos no corpo humano e em muitos outros organismos vivos. Esses ciclos são influenciados principalmente pelas variações da luz solar durante o dia e da escuridão durante a noite. Alguns fundamentos do ritmo circadiano incluem: Relógio Biológico Interno: Cada indivíduo possui um relógio biológico interno, localizado principalmente no hipotálamo, que regula os ritmos circadianos. Esse relógio biológico é influenciado por sinais externos, como a luz solar, que informam ao corpo quando é dia e quando é noite. Regulação dos Processos Fisiológicos: Os ritmos circadianos influenciam uma ampla gama de processos fisiológicos, incluindo o ciclo sono-vigília, metabolismo, digestão, temperatura corporal, pressão arterial e secreção hormonal. Sincronização com Luz e Escuridão: A luz solar é o principal sinal ambiental que influencia os ritmos circadianos. A luz do dia estimula o corpo, sinalizando o início do dia e ativando vários processos biológicos, enquanto a escuridão da noite sinaliza ao corpo para se preparar para o descanso. Impacto na saúde e no bem-estar: A sincronização dos ritmos circadianos é crucial para a saúde e o bem-estar geral. Uma alteração dos ritmos circadianos pode afetar negativamente a qualidade do sono, o metabolismo, o humor, a concentração e pode estar associada a problemas de saúde como distúrbios do sono, obesidade, distúrbios metabólicos e outras condições médicas. Adaptabilidade e variações individuais:

Os ritmos circadianos podem variar entre os indivíduos, com algumas pessoas se identificando como "madrugadoras" e outras como "noctívagos". Alguns indivíduos podem estar mais adaptados a determinados horários de sono e vigília do que outros. Papel da nutrição e do exercício: A nutrição e o exercício também podem influenciar os ritmos circadianos. Uma dieta e um regime de exercícios adequados aos ritmos circadianos podem apoiar a sincronização do corpo e melhorar o bem-estar geral. Compreender e respeitar os ritmos circadianos pode ajudar a otimizar a saúde, a energia e a produtividade diária, fornecendo orientações úteis para o planeamento das atividades diárias, incluindo sono, refeições e atividade física.

HORÁRIOS DO CAFÉ DA MANHÃ E JANTAR

Os horários ideais para o café da manhã, almoço e jantar podem variar de acordo com o estilo de vida individual e os compromissos pessoais, mas aqui está um guia geral para essas refeições: Café da manhã: É melhor tomar o café da manhã uma ou duas horas depois de acordar. Tomar um café da manhã nutritivo e balanceado de manhã cedo pode ajudar a fornecer energia para começar o dia e impulsionar o metabolismo. Almoço: O almoço deve ser consumido ao meio-dia, por volta do meio-dia ou logo depois. Esta refeição deve ser a maior do dia e incluir uma variedade de nutrientes para fornecer energia para o resto do dia. Jantar: Recomenda-se jantar nas primeiras horas da noite, de preferência pelo menos três horas antes de dormir.

O jantar deve ser leve e composto principalmente por alimentos de fácil digestão, para não atrapalhar o sono ou interferir na digestão noturna. Idealmente, estas refeições devem ser espaçadas de forma a apoiar os ritmos circadianos naturais do corpo, favorecendo refeições maiores durante o dia, quando o metabolismo está mais ativo, e reduzindo a ingestão de alimentos durante a tarde e a noite. No entanto, é importante adaptar estes horários às suas necessidades pessoais, considerando os compromissos profissionais e familiares e as preferências individuais. Manter uma rotina regular de refeições pode ser benéfico para sincronizar sua nutrição com os ritmos naturais do seu corpo.

EXERCÍCIO FÍSICO

A atividade física desempenha um papel crucial no contexto do ritmo circadiano, influenciando o sono, o metabolismo e a saúde geral. Aqui estão alguns benefícios e dicas relacionadas à atividade física dentro do ritmo circadiano: Benefícios da Atividade Física no Contexto Circadiano: 1. Regulação do Sono: A atividade física regular, principalmente durante o dia, pode melhorar a qualidade do sono noturno, contribuindo para uma um sono mais profundo e reparador. 2. Sincronização do ritmo circadiano: Praticar exercícios ao longo do dia pode ajudar a sincronizar o relógio biológico interno, contribuindo para um melhor alinhamento dos ritmos circadianos. 3. Metabolismo e controle de peso: A atividade física pode apoiar o metabolismo durante o dia, contribuindo para o controle do peso e o equilíbrio energético. 4. Melhor humor e saúde mental:

O exercício regular pode promover a produção de endorfinas, melhorar o humor e reduzir o stress, contribuindo para o bem-estar geral. Cronograma de treino: 1. Exercício matinal: Treinar pela manhã pode ser benéfico, pois pode aumentar os níveis de energia durante todo o dia, apoiar a concentração e promover um sono regular à noite. 2. Treinamento moderado no início da tarde: A atividade física moderada no início da tarde pode ajudar a neutralizar o declínio natural de energia no início da tarde. 3. Evite treinos muito perto da noite: Evite treinos intensos à noite, pois podem estimular demais o corpo, interferindo no sono. Dicas para um regime circadiano de condicionamento físico: 1. Consistência: tente manter uma rotina regular de atividade física, tentando se exercitar mais ou menos nos mesmos horários todos os dias.

2. Variação: Alternar entre exercícios de intensidade moderada e treinos mais intensos pode ajudar a manter o interesse e proporcionar uma variedade de estímulos físicos. 3. Ouvir o Corpo: Respeite os sinais do seu corpo. Se você se sentir exausto ou muito cansado, talvez seja hora de fazer uma pausa ou reduzir a intensidade do treino. 4. Hidratação e Nutrição: Certifique-se de beber bastante água e seguir uma dieta balanceada para apoiar a energia e a recuperação após o treino. A integração da atividade física em harmonia com os ritmos circadianos pode levar a benefícios significativos para a saúde e o bem-estar geral. No entanto, é importante adaptar a atividade física às suas necessidades e consultar um profissional de fitness ou médico antes de iniciar um novo programa de exercícios, especialmente se tiver condições médicas pré-existentes.

DESAFIOS COMUNS DA DIETA CIRCADIANA E COMO SUPERÁ-LOS

A dieta circadiana, embora benéfica para a saúde e o bem-estar, pode apresentar alguns desafios na sua implementação.

1. Mudança de hábitos alimentares:

Mudar seus hábitos alimentares para alinhá-los com seu ritmo circadiano pode levar tempo e esforço. Pode ser difícil abandonar os alimentos e bebidas aos quais você está acostumado, especialmente se consumidos à noite ou tarde da noite.

Como superar isso:

Comece gradualmente: não altere completamente sua dieta de uma só vez. Introduza mudanças gradualmente, começando com pequenas mudanças, como um café da manhã maior ou um jantar mais leve.

Encontre alternativas saudáveis: Substitua alimentos e bebidas não saudáveis por alternativas mais nutritivas e compatíveis com o ciclo circadiano. Por exemplo, em vez de lanches doces à noite, opte por frutas frescas ou iogurte grego.

Planeje refeições: planejar as refeições com antecedência pode ajudá-lo a fazer escolhas mais saudáveis e evitar ceder à tentação quando estiver com fome.

Cozinhe em casa: Cozinhar em casa permite controlar os ingredientes e preparar refeições mais saudáveis e adequadas ao seu ritmo circadiano.

2. Problemas de sono:

A dieta circadiana visa sincronizar as refeições com o seu ritmo circadiano natural, que também inclui o sono. Se você já tem problemas de sono, alinhar as refeições pode inicialmente piorar a situação.

Como superar isso:

Estabeleça uma rotina de sono: Procure ir para a cama e acordar no mesmo horário todos os dias, inclusive nos finais de semana. Isso ajudará a regular o seu relógio biológico.

Crie um ambiente favorável ao sono: certifique-se de que seu quarto esteja escuro, silencioso e fresco. Evite usar aparelhos eletrônicos antes de dormir, pois a luz azul emitida pode interferir na produção de melatonina, o hormônio do sono.

Pratique técnicas de relaxamento: Atividades como ioga, meditação ou respiração profunda podem ajudá-lo a relaxar antes de dormir.

Evite cafeína e álcool à noite: essas substâncias podem interferir no sono.

3. Flexibilidade e Adaptação:

O cotidiano pode apresentar acontecimentos inesperados que dificultam o cumprimento rigoroso da dieta circadiana.

Você pode precisar se ajustar a compromissos de trabalho, viagens ou eventos sociais que exijam que você coma fora do horário comercial ou consuma alimentos que não são adequados para sua dieta.

Como superar isso:

Planeje com antecedência: se você sabe que terá que comer depois do expediente, tente se planejar com antecedência e escolha opções mais saudáveis no cardápio.

Traga lanches saudáveis: Se tiver opção, leve lanches saudáveis, como frutas, vegetais ou nozes, para evitar ter que recorrer a alimentos não saudáveis quando sentir fome.

Seja gentil consigo mesmo: não desanime se às vezes você não conseguir seguir sua dieta perfeitamente. Lembre-se de que é importante dar o melhor de si e que cada pequeno progresso é um passo na direção certa.

CONCLUSÕES E PRÓXIMOS PASSOS PARA A DIETA CIRCADIANA

A dieta circadiana oferece uma abordagem holística à saúde e ao bem-estar, alinhando as nossas refeições com o ritmo natural do corpo para otimizar a energia, o sono, a perda de peso e a saúde geral. Embora a sua implementação possa apresentar desafios, os benefícios a longo prazo podem ser significativos.

Resumo dos pontos principais:

Sincronize as refeições com o seu ritmo circadiano: coma a maior parte da comida durante o dia, quando os níveis de hormônios que queimam gordura estão mais altos, e faça um jantar leve.

Escolha alimentos saudáveis e nutritivos: Dê prioridade a frutas, vegetais, grãos integrais, proteínas magras e gorduras saudáveis.

Evite alimentos não saudáveis: limite os alimentos açucarados, gordurosos, processados, a cafeína e o álcool, especialmente à noite.

Promova um sono reparador: estabeleça uma rotina regular de sono, crie um ambiente favorável ao sono e pratique técnicas de relaxamento.

Gerenciar o estresse: Encontre maneiras saudáveis de lidar com o estresse, como ioga, meditação ou passar algum tempo na natureza.

Seja flexível e adaptável: planeje com antecedência as refeições após o expediente, leve lanches saudáveis e não desanime com lapsos ocasionais.

Procure apoio social: Converse com amigos e familiares, participe de um grupo de apoio ou encontre um mentor para aumentar a motivação. Próximos passos:

Faça sua pesquisa: aprofunde seu conhecimento sobre a dieta circadiana lendo livros, artigos e sites de renome.

Consulte um médico ou nutricionista: Conversar com um profissional de saúde pode ajudá-lo a avaliar se a dieta circadiana é adequada para você e a desenvolver um plano personalizado. Comece gradualmente: não altere completamente sua dieta de uma só vez. Introduza mudanças gradualmente, começando com pequenas mudanças.

Ouça o seu corpo: preste atenção em como você se sente e ajuste sua dieta e hábitos de acordo com suas necessidades individuais. Seja paciente e persevere: a dieta circadiana é uma jornada de longo prazo. Não desanime se não ver resultados imediatos. Continue fazendo o seu melhor e você verá os benefícios com o tempo. Lembre-se, a dieta circadiana é uma forma de cuidar de si mesmo e melhorar sua saúde e bem-estar. Com muito trabalho e dedicação, você pode alcançar seus objetivos e viver uma vida mais saudável e feliz.

RECEITAS
DE APERITIVOS

SALADA DE QUINOA E LEGUMES FRESCOS

Tempo de preparação: 10 minutos

Tempos de cozimento: 15 minutos

Doses para 4 Pessoas

Ingredientes

Quinua: 200g

Tomate cereja: 200g

Pepinos: 150g

Pimentas: 150g

Azeitonas pretas: 50g

Azeitonas verdes: 50g

Tempero a gosto

(azeite, vinagre, sal, pimenta): a gosto

Preparação:

Cozinhe a quinoa conforme indicado na embalagem. Deixe esfriar. Corte os tomates cereja, os pepinos e os pimentões em cubos. Combine os vegetais picados com a quinua resfriada. Adicione as azeitonas pretas e verdes. Tempere com azeite, vinagre, sal e pimenta a gosto. Misture bem e sirva fresco.

CARPACCIO DE ABOBORA COM MOLHO DE ABACATE

Tempo de preparação: 10 minutos

Tempos de cozimento: Nenhum

Doses para 4 Pessoas

Ingredientes

Courgettes: 300g Abacate: 150g

Suco de limão: 1 limão

Azeite virgem extra: 30g

Sal e pimenta a gosto

Preparação:

Corte as abobrinhas em fatias finas (pode usar um bandolim). Misture o abacate com o suco de limão, o azeite, o sal e a pimenta até obter um molho cremoso. Disponha as fatias de abobrinha num prato de servir. Despeje o molho de abacate sobre a abobrinha. Sirva como aperitivo fresco e leve.

GASPACHO DE TOMATE E PEPINO

Tempo de preparação: 15 minutos

Tempos de cozimento: Nenhum

Doses para 4 Pessoas

Ingredientes

Tomates maduros: 500g

Pepinos: 300g

Pimentão vermelho: 100g

Cebola roxa: 50g

Alho: 1 dente

Vinagre de vinho tinto: 30ml

Azeite virgem extra: 50ml

Sal e pimenta a gosto

Preparação:

Pique grosseiramente os tomates, os pepinos, os pimentões, a cebola e o alho. Misture todos os ingredientes (tomate, pepino, pimentão, cebola, alho) até ficar homogêneo. Adicione o vinagre de vinho tinto, o azeite virgem extra, sal e pimenta a gosto. Leve à geladeira por pelo menos uma hora antes de servir. Sirva fresco com folha de manjericão ou croutons.

MELÃO E PRESUNTO CRU LEVE

Tempo de preparação: 10 minutos

Tempos de cozimento: Nenhum

Doses para 4 Pessoas

Ingredientes

Melão maduro: 1

Presunto cru: 100g

Folhas de hortelã fresca: a gosto 6.

Preparação:

Corte o melão em rodelas ou cubos, dependendo da sua preferência. Enrole as rodelas de melão com presunto cru. Disponha num prato de servir e decore com folhas de hortelã fresca. Sirva como aperitivo fresco e leve, perfeito para o verão ou como lanche saudável.

COGUMELOS RECHEADOS COM ERVAS AROMÁTICAS

Tempo de preparação: 15 minutos

Tempos de cozimento: 25 minutos

Doses para 4 Pessoas

Ingredientes

Cogumelos grandes: 8

Pão ralado: 50g

Ervas aromáticas picadas

(salsa, tomilho, orégano): 20g

Alho picado: 2 dentes

Queijo ralado: 30g

Azeite virgem extra: 30ml

Sal e pimenta a gosto

Preparação:

Limpe os cogumelos e retire os talos. Retire com cuidado o coração dos cogumelos para dar espaço ao recheio. Numa tigela, misture o pão ralado, as ervas picadas, o alho, o queijo, o sal e a pimenta. Encha cada cogumelo com a mistura de pão e ervas. Disponha os cogumelos num tabuleiro, regue com um fio de azeite e leve ao forno pré-aquecido a 180°C durante aproximadamente 2025 minutos, até os cogumelos ficarem dourados na superfície.

FRITOS DE COUVE FLOR ASSADOS

Tempo de preparação: 20 minutos

Tempos de cozimento: 25 minutos

Doses para 4 Pessoas

Ingredientes

Couve-flor: 1 pequena

Ovos: 2

Queijo ralado: 50g

Farinha: 30g

Salsa picada: 2 colheres de sopa

Alho em pó: 1 colher de chá

Sal e pimenta a gosto

Azeite virgem extra: para untar a frigideira

Preparação:

Escalde a couve-flor cortada em pedaços em água e sal durante 5 minutos. Escorra e deixe esfriar. Em uma tigela, amasse a couve-flor até obter uma consistência de purê. Adicione os ovos, o queijo ralado, a farinha, a salsa, o alho em pó, o sal e a pimenta. Misture bem. Forme panquecas com a mistura obtida e coloque-as num tabuleiro ligeiramente untado com óleo. Cozinhe em forno pré-aquecido a 200°C por aproximadamente 2.025 minutos, até as panquecas ficarem douradas e crocantes.

SOPA DE LENTILHA VERMELHA E GENGIBRE

Tempo de preparação: 10 minutos

Tempos de cozimento: 25 minutos

Doses para 4 Pessoas

Ingredientes

Lentilhas vermelhas: 250g

Cebola: 1 média

Cenoura: 1 grande

Gengibre fresco ralado: 2 colheres de sopa

Alho: 2 dentes

Caldo de legumes: 1 litro

Cúrcuma em pó: 1 colher de chá

Pimentão Vermelho em Pó: 1/2 colher de chá (opcional)

Sal e pimenta a gosto

Azeite virgem extra: 2 colheres de sopa

Preparação:

Pique finamente a cebola, a cenoura e o alho. Em uma panela grande, aqueça o azeite e acrescente os legumes picados. Cozinhe em fogo médio por 5 minutos. Adicione as lentilhas vermelhas, o gengibre ralado, a cúrcuma e a pimenta malagueta (se for usar). Mexa por um minuto. Despeje o caldo de legumes e deixe ferver. Reduza o fogo e deixe cozinhar por cerca de 20 minutos ou até as lentilhas ficarem macias. Misture um pouco da sopa se quiser uma consistência mais cremosa. Tempere com sal e pimenta, se necessário, e sirva quente.

BATATAS DOCES ASSADAS COM ESPECIARIAS

Tempo de preparação: 10 minutos

Tempos de cozimento: 25/30 minutos

Doses para 4 Pessoas

Ingredientes

Batata doce: 4 médias

Azeite virgem extra: 2 colheres de sopa

Páprica doce: 1 colher de chá

Cominho em pó: 1 colher de chá

Pimenta preta: 1/2 colher de chá

Sal: a gosto 6.

Preparação:

Pré-aqueça o forno a 200°C. Lave bem as batatas-doces e corte-as em rodelas finas ou cubos. Numa tigela, tempere a batata-doce com azeite virgem extra, páprica doce, cominho, pimenta-do-reino e sal. Mexa para distribuir uniformemente os temperos. Coloque as batatas-doces num tabuleiro forrado com papel manteiga. Asse no forno pré-aquecido por 2530 minutos, virando as batatas na metade do cozimento, até ficarem macias e levemente douradas nas bordas. Sirva quente como acompanhamento ou lanche saudável.

TÁRTARA DE SALMÃO COM ABACATE

Tempo de preparação: 15 minutos

Tempos de cozimento: Nenhum

Doses para 4 Pessoas

Ingredientes em gramas:

Filé de salmão fresco: 400g

Abacate maduro: 1 grande

Suco de limão: 2 colheres de sopa

Cebola roxa picada: 1 colher de sopa

Salsa fresca picada: 2 colheres de sopa

Azeite virgem extra: 2 colheres de sopa

Sal e pimenta a gosto

Preparação:

Corte o salmão em cubinhos e coloque-o numa tigela. Descasque e corte o abacate em cubos. Adicione suco de limão ao abacate para evitar a oxidação. Combine o abacate com o salmão. Adicione a cebola roxa picada, a salsa fresca, o azeite virgem extra, o sal e a pimenta. Misture delicadamente todos os ingredientes sem quebrar muito o salmão. Cubra a tigela e deixe descansar na geladeira por pelo menos 30 minutos antes de servir. Sirva o tártaro de salmão sobre croutons ou bolachas.

ESPETADOS DE CAMARÃO E CÍTRICOS

Tempo de preparação: 15 minutos

Tempos de cozimento: 57 minutos

Doses para 4 Pessoas

Ingredientes

Camarões descascados e limpos: 16

Laranjas: 2

Limões: 2

Azeite virgem extra: 3 colheres de sopa

Sal e pimenta a gosto

Preparação:

Corte as laranjas e os limões ao meio e corte
em rodelas grossas. Corte cada fatia em
quatro partes. Enfie os camarões nos espetos,
alternando-os com os gomos de citrinos.
Pincele os espetos com azeite virgem extra e
tempere com sal e pimenta. Aqueça uma
grelha ou frigideira antiaderente. Cozinhe os
espetos por 23 minutos de cada lado ou até
que os camarões estejam cozidos e os cítricos
levemente caramelizados. Sirva os espetinhos
quentes de camarão e frutas cítricas como
aperitivo ou prato principal, acompanhando-
os com um molho à sua escolha.

CROSTINI COM ATUM E ALCAPARRAS

Tempo de preparação: 10 minutos

Tempos de cozimento: 57 minutos

Doses para 4 Pessoas

Ingredientes

Atum em óleo: 200g

Alcaparras: 2 colheres de sopa

Pão baguete ou torrada: 8 fatias

Azeite virgem extra: 3 colheres de sopa

Limão (suco e raspas raladas): 1

Salsa fresca picada: 2 colheres de sopa

Sal e pimenta a gosto

Preparação:

Escorra o atum do azeite e coloque-o numa tigela. Amasse com um garfo. Adicione as alcaparras picadas, o sumo de limão, as raspas de limão raladas, a salsa fresca, o sal e a pimenta. Misture bem. Pincele as fatias de pão com azeite virgem extra e leve ao forno pré-aquecido a 180°C durante cerca de 57 minutos até ficarem crocantes. Espalhe a mistura de atum e alcaparras nas fatias de pão torrado. Sirva o crostini como aperitivo ou lanche.

SALMÃO MARINADO
COM IOGURTE E ERVAS

**Tempo de preparação: 15 minutos
(mais tempo de marinada)**

Tempos de cozimento: Nenhum

Doses para 4 Pessoas

Ingredientes

Filé de salmão fresco: 400g

Iogurte grego: 150g

**Ervas frescas picadas (salsa,
endro, cebolinha): 3 colheres de sopa**

Limão (suco e raspas raladas): 1

Sal e pimenta a gosto

Preparação:

Corte o filé de salmão em rodelas finas. Em uma tigela, misture o iogurte grego com ervas frescas picadas, suco de limão, raspas de limão raladas, sal e pimenta. Disponha as fatias de salmão num prato e polvilhe-as uniformemente com a marinada de iogurte. Cubra o prato com filme plástico e deixe marinar na geladeira por pelo menos 12 horas. Depois de marinados, sirva as rodelas de salmão sobre uma cama de salada ou acompanhe-as com legumes frescos.

HÚMMUS DE GRÃO DE BICO COM LEGUMES CROCANTES

Tempo de preparação: 10 minutos

Tempos de cozimento: Nenhum

Doses para 4 Pessoas

Ingredientes

Grão de bico cozido: 400g

Tahine (pasta de gergelim): 3 colheres de sopa

Alho: 1 dente

Suco de limão: 2 colheres de sopa

Azeite virgem extra: 3 colheres de sopa

Sal e pimenta a gosto

Legumes frescos de sua escolha (cenoura, aipo, pimentão): para acompanhar

Preparação:

No liquidificador, coloque o grão de bico escorrido e enxaguado, o tahine, o alho, o suco de limão, o azeite extra virgem, o sal e a pimenta. Misture até obter um creme homogéneo. Se necessário, adicione um pouco de água até atingir a consistência desejada. Corte os vegetais (cenoura, aipo, pimentão) em palitos ou rodelas finas para acompanhar o homus. Sirva o hummus de grão de bico numa tigela, decorando com um fio de azeite e acompanhando com legumes crocantes.

FALAFEL ASSADO COM MOLHO À BASE DE IOGURTE

Tempo de preparo: 15 minutos.

Tempos de cozimento: 20/25 minutos.

Doses para 4 Pessoas

Ingredientes

Grão de bico cozido: 400g

Cebola roxa picada: 1 pequena

Alho picado: 2 dentes

Salsa fresca picada: 3 colheres de sopa

Cominho em pó: 1 colher de chá

Coentro em pó: 1 colher de chá

Páprica: 1 colher de chá

Farinha de grão de bico: 3 colheres de sopa

Sal e pimenta a gosto

Iogurte grego: 150g

Suco de limão: 1 colher de sopa

Hortelã fresca picada: 2 colheres de sopa

Preparação:

No liquidificador, misture o grão de bico escorrido, a cebola, o alho, a salsa fresca, o cominho, os coentros, o colorau, a farinha de grão de bico, o sal e a pimenta. Misture até obter uma consistência lisa. Com as mãos, forme almôndegas de tamanho semelhante e coloque-as em uma assadeira forrada com papel manteiga levemente untada com óleo. Cozinhe em forno pré-aquecido a 200°C por aproximadamente 2.025 minutos, virando os falafels na metade do cozimento, até ficarem dourados e crocantes. Misture o iogurte grego com suco de limão e hortelã picada para fazer o molho de iogurte. Sirva o falafel quente acompanhado do molho de iogurte fresco e perfumado.

BRUSCHETA COM TOMATES SECOS E PESTO

Tempo de preparação: 10 minutos

Tempos de cozimento: 57 minutos

Doses para 4 Pessoas

Ingredientes

Tomates secos em óleo: 100g

Pesto genovês: 4 colheres de sopa

Pão (baguete ou outro

pão crocante): 8 fatias

Alho: 1 dente

Manjericão fresco para

enfeite (opcional)

Preparação:

Aqueça o forno ou uma grelha. Corte o pão em rodelas e leve ao forno ou na grelha para ficar crocante. Esfregue um dente de alho nas fatias de pão para dar sabor. Espalhe o pesto uniformemente sobre as fatias de pão torrado. Corte os tomates secos em pequenos pedaços e distribua-os sobre o pesto. Decore com folhas frescas de manjericão, se desejar, e sirva a bruscheta como aperitivo ou lanche.

OMELETA DE LEGUMES DA TEMPORADA

Tempo de preparação: 15 minutos

Tempos de cozimento: 15/20 minutos

Doses para 4 Pessoas

Ingredientes

Ovos: 6

Legumes sazonais (abobrinha, pimentão, tomate, espinafre, etc.) aproximadamente 300/400g

Cebola: 1 média

Queijo a gosto (parmesão, pecorino, queijo feta): 50g (opcional)

Azeite virgem extra: 2 colheres de sopa

Sal e pimenta a gosto

Preparação:

Corte os legumes escolhidos em cubos ou rodelas finas e pique a cebola. Numa frigideira antiaderente, aqueça o azeite e frite a cebola com os legumes até ficarem bem cozidos. Numa tigela, bata os ovos com sal, pimenta e eventualmente o queijo escolhido. Despeje os ovos batidos na panela com os legumes e cozinhe em fogo médio-baixo até que a omelete esteja firme nas bordas, mas ainda ligeiramente líquida no centro. Se você tiver uma tampa, tampe a panela por alguns minutos para cozinhar a superfície por igual. Transfira a omelete para um prato de servir e corte-a em rodelas. Sirva quente ou em temperatura ambiente como prato principal ou acompanhamento.

ROLO DE VEGETAIS COM MOLHO AO IOGURTE GREGO

Tempo de preparação: 20 minutos

Tempos de cozimento: 10/15 minutos

Doses para 4 Pessoas

Ingredientes

Mistura de vegetais à sua escolha (abobrinha,

pimentões, berinjelas, cenouras): 400g

Folhas de massa tijolo ou folhada: 8

Iogurte grego: 150g

Hortelã fresca picada: 2 colheres de sopa

Suco de limão: 1 colher de sopa

Azeite virgem extra: 2 colheres de sopa

Sal e pimenta a gosto

Preparação:

Corte os legumes em palitos ou fatias compridas. Numa panela, aqueça um fio de azeite e cozinhe os legumes até ficarem cozidos mas crocantes. Tempere com sal e pimenta e deixe esfriar um pouco. Prepare os rolinhos: coloque uma porção de legumes no centro de cada folha de massa tijolo ou folhada e enrole a massa em volta dos legumes. Coloque os rolinhos num tabuleiro forrado com papel manteiga e pincele-os levemente com azeite. Asse em forno pré-aquecido a 180°C por 1015 minutos ou até dourar e ficar crocante. Entretanto prepare o molho: misture o iogurte grego com a hortelã fresca picada, o sumo de limão, o sal e a pimenta. Sirva os rolinhos de legumes quentes acompanhados do molho de iogurte grego como acompanhamento ou aperitivo.

GRÃO DE BICO PICANTE CROCANTE

Tempo de preparação: 5 minutos

Tempos de cozimento: 30/40 minutos

Doses para 4 Pessoas

Ingredientes

Grão de bico cozido: 400g (lavado e seco)

Azeite virgem extra: 2 colheres de sopa

Páprica: 1 colher de chá

Cominho em pó: 1 colher de chá

Cúrcuma: 1/2 colher de chá

Sal: 1/2 colher de chá

Pimenta preta: 1/2 colher de chá

Preparação:

Pré-aqueça o forno a 200°C. Numa tigela, misture o grão de bico enxaguado e seco com azeite virgem extra, páprica, cominho, açafrão, sal e pimenta. Espalhe o grão de bico temperado em uma assadeira forrada com papel manteiga. Leve ao forno por 3.040 minutos, mexendo de vez em quando, até o grão de bico ficar dourado e crocante. Deixe esfriar um pouco antes de servir. O grão de bico crocante e temperado pode ser um lanche delicioso ou um acompanhamento picante para pratos principais.

ROLOS DE BERINGELA GRELHADO

Tempo de preparação: 20 minutos

Tempos de cozimento: 12 minutos

Doses para 4 Pessoas

Ingredientes

Berinjela: 2 grandes

Tomates secos em óleo: 50g

Queijo fresco (ricota

ou qualquer outra coisa a gosto): 100g

Manjericão fresco: 8 folhas

Azeite virgem extra: 3 colheres de sopa

Sal e pimenta a gosto

Preparação:

Corte as beringelas em rodelas longas e finas, pincele-as com azeite e grelhe-as numa grelha ou numa grelha durante 23 minutos de cada lado, até ficarem macias e bem marcadas pela grelha. Numa tigela, misture o queijo fresco com os tomates secos picados e algumas folhas frescas de manjericão cortadas em tiras. Coloque um pouco de queijo e recheio de tomate seco em cada fatia de berinjela e enrole. Prenda com um palito, se necessário. Disponha os rolinhos num prato de servir, tempere com um fio de azeite, sal e pimenta e sirva como entrada ou prato principal.

SNACKS DE CENOURA E HUMUS

Tempo de preparação: 10 minutos

Tempos de cozimento: Nenhum

Doses para 4 Pessoas

Ingredientes

Cenouras: 4 grandes

Húmus: 200g

Salsa fresca picada: 2 colheres de sopa

Sementes de gergelim torradas

(opcional): para enfeitar

Preparação:

Descasque as cenouras e corte-as em palitos ou em rodelas finas e compridas. Prepare homus se ainda não o tiver ou use hummus comprado. Prepare os palitos de cenoura e coloque-os num prato de servir. Acompanhe os palitos de cenoura com o hummus numa tigela. Polvilhe o homus com salsa fresca picada e, se preferir, adicione sementes de gergelim torradas por cima para decorar. Sirva como aperitivo ou como parte de uma variedade de aperitivos.

APERITIVOS EXÓTICOS E INOVADORES

SUSHI VEGANO COM QUINOA E LEGUMES

Tempos de preparação: 30/40 minutos

Tempos de cozimento: 20/25 minutos

Doses para 4 Pessoas

Ingredientes

Folhas de algas Nori:

Quinua: 1 xícara

Vinagre de arroz: 2 colheres de sopa

Abobrinha: 1 grande

Cenouras: 1 grande

Abacate: 1 grande

Pimenta vermelha: 1/2

Sementes de gergelim torradas: para enfeitar

Molho de soja ou tamari: para servir (opcional)

Preparação:

Cozinhe a quinoa conforme as instruções da embalagem. Depois de cozido tempere com vinagre de arroz e deixe esfriar. Corte os legumes em palitos longos e finos. Coloque uma folha de alga nori em uma esteira de sushi ou em uma superfície de trabalho limpa. Espalhe uma fina camada de quinoa na metade inferior do nori. Coloque os palitos de vegetais e as rodelas de abacate sobre a quinoa. Enrole a alga nori em volta do recheio usando a esteira ou as mãos úmidas, fechando bem o rolo. Corte o rolo em pedaços de aproximadamente 23 centímetros. Decore com sementes de gergelim torradas e sirva com molho de soja ou tamari para mergulhar.

CROQUETES DE TOFU E ALGAS MARINHAS

Tempo de preparação: 20 minutos

Tempos de cozimento: 15/20 minutos

Doses para 4 Pessoas

Ingredientes

Tofu: 400g

Algas secas (wakame

ou outra variedade): 30g

Pão ralado: 50g

Farinha: 3 colheres de sopa

Cebola: 1 média

Alho: 2 dentes

Salsa fresca picada: 2 colheres de sopa

Azeite virgem extra: 2 colheres de sopa

Sal e pimenta a gosto

Preparação:

Mergulhe as algas secas em água fria por 1.015 minutos, depois escorra e esprema bem. Pique finamente a cebola e o alho. Amasse o tofu com um garfo ou pique-o grosseiramente. Em uma panela, aqueça o azeite e refogue a cebola e o alho até dourar. Adicione as algas e cozinhe por mais 23 minutos. Numa tigela, misture o tofu com as algas, a cebola, o alho, a salsa, o pão ralado, a farinha, o sal e a pimenta. Molde croquetes com as mãos e coloque-os em uma assadeira forrada com papel manteiga levemente untado com óleo. Cozinhe em forno pré-aquecido a 180°C por aproximadamente 1520 minutos ou até os croquetes ficarem dourados e crocantes. Sirva quente como aperitivo ou prato principal.

TEMPURÁ VEGETAIS MISTA

Tempo de preparação: 15 minutos

Tempos de cozimento: 10/15 minutos

Doses para 4 Pessoas

Ingredientes

Mistura de legumes a gosto (abobrinha,

pimentão, cenoura, cebola):

aproximadamente 400g

00 farinha: 150g

Amido de milho: 50g

Água gelada: 200ml

Óleo para fritar

sal

Preparação:

Corte os legumes em palitos ou rodelas finas. Em uma tigela, misture a farinha, o amido de milho e uma pitada de sal. Adicione a água gelada e misture rapidamente, deixando a massa grumosa. Aqueça o óleo em uma frigideira ou fritadeira a cerca de 180°C. Mergulhe os legumes na massa e frite-os em óleo bem quente até dourar e ficar crocante (cerca de 23 minutos de cada lado). Escorra os legumes em papel absorvente para retirar o excesso de óleo. Sirva a tempura de vegetais como aperitivo ou prato principal, acompanhando com molho de soja ou outros molhos a gosto.

ROLINHOS DE FOLHAS DE VIDEIRA RECHEADOS

Tempos de preparação: 30/40 minutos

Tempos de cozimento: 40/50 minutos

Doses para 4 Pessoas

Ingredientes

Folhas de videira em conserva

ou fresco: 60 folhas

Arroz: 250g

Tomates pelados: 200g

Cebola: 1 grande

Salsa fresca picada: 3 colheres de sopa

Hortelã fresca picada: 2 colheres de sopa

Suco de limão: 2 colheres de sopa

Azeite virgem extra: 4 colheres de sopa

Sal e pimenta a gosto

Preparação:

Se as folhas da uva estiverem secas, deixe-as de molho em água por 30 minutos antes de usá-las. Prepare o recheio: numa tigela, misture o arroz cru, o tomate pelado aos cubos, a cebola picada, a salsa, a hortelã, o sumo de limão, 2 colheres de azeite, sal e pimenta. Prepare os rolinhos: disponha uma folha de videira, coloque uma colher de recheio no centro, dobre as laterais para dentro e enrole formando um rolinho. Repita até ficar sem ingredientes. Coloque os rolinhos em uma panela grande, sobrepondo-os levemente, e cubra-os com água. Adicione mais 2 colheres de sopa de óleo e cozinhe em fogo médio-baixo por cerca de 4.050 minutos ou até que o arroz esteja cozido e as folhas macias. Sirva os pãezinhos quentes ou em temperatura ambiente como aperitivo ou prato principal.

BRUSCHETA COM TOMATES FRESCOS E MANJERICÃO

Tempo de preparação: 15 minutos

Tempos de cozimento: 57 minutos

Doses para 4 Pessoas

Ingredientes

Tomates maduros: 4 grandes

Pão (baguete ou outro pão

crocante): 8 fatias

Manjericão fresco: 1 cacho

Alho: 2 dentes

Azeite virgem extra

de azeitona: 4 colheres de sopa

Sal e pimenta:

Preparação:

Corte os tomates em cubos e coloque-os numa tigela. Adicione o manjericão fresco picado, sal, pimenta e 2 colheres de sopa de azeite virgem extra. Misture tudo bem. Torre as fatias de pão na grelha ou no forno até ficarem crocantes. Esfregue levemente os dentes de alho na superfície das fatias de pão. Distribua os tomates temperados pelas fatias de pão, acrescente um fio de azeite virgem extra e decore com folhas frescas de manjericão inteiras ou picadas. Sirva imediatamente como aperitivo ou lanche.

BERINJELA COM PARMEGIANA LEVE

Tempos de preparação: 30/40 minutos

Tempos de cozimento: 20/25 minutos

Doses para 4 Pessoas

Ingredientes

Berinjela: 3 grandes

Tomates pelados: 400g

Mussarela ou queijo

vegano a gosto: 200g

Parmesão ralado ou

alternativa vegana: 50g

Manjericão fresco: 1 cacho

Sal e pimenta a gosto

Azeite virgem extra: 4 colheres de sopa

Preparação:

Corte as beringelas em rodelas finas e grelhe-as numa frigideira ou numa frigideira antiaderente com um fio de azeite até ficarem macias e bem marcadas pela cozedura. Eles também podem ser assados em vez de grelhados. Numa panela, aqueça duas colheres de azeite e acrescente o tomate pelado, o sal, a pimenta e o manjericão fresco picado. Cozinhe em fogo médio-baixo por cerca de 1.015 minutos. Em uma assadeira, alterne camadas de berinjela grelhada, molho de tomate, mussarela fatiada (ou queijo vegano) e parmesão ralado (ou alternativa vegana), criando múltiplas camadas. Finalize com uma última camada de molho de tomate e parmesão ralado. Asse a 180°C por cerca de 20/25 minutos ou até dourar na superfície. Deixe descansar alguns minutos antes de servir. Sirva quente como prato principal ou acompanhamento leve.

MUSSARELA DE BÚFALA COM TOMATE E MANJERICÃO

Tempo de preparação: 10 minutos

Tempos de cozimento: Nenhum

Doses para 4 Pessoas

Ingredientes:

Mussarela de búfala: 2 médias

Tomate cereja: 200g

Manjericão fresco: 1 cacho

Azeite virgem extra: 4 colheres de sopa

Sal e pimenta a gosto

Preparação:

Corte a mussarela de búfala em rodelas ou pedaços e arrume-os em um prato de servir. Corte os tomates cereja ao meio ou em rodelas e arrume-os em volta da mussarela. Pique o manjericão fresco e polvilhe sobre a mussarela e o tomate cereja. Tempere tudo com azeite extra virgem, sal e pimenta a gosto. Sirva como aperitivo fresco e leve.

SALADA DE TOMATE E MUSSARELA DE BÚFALA

Tempo de preparação: 15 minutos

Tempos de cozimento: Nenhum

Doses para 4 Pessoas

Ingredientes:

Mussarela de búfala: 2 bolas médias

Tomates maduros: 4 grandes

Manjericão fresco: 1 cacho

Azeite virgem extra: 4 colheres de sopa

Vinagre balsâmico (opcional): 2 colheres de sopa

Sal e pimenta a gosto

Preparação:

Corte a mussarela de búfala em rodelas ou cubos e coloque-os em uma tigela. Corte os tomates em rodelas ou cubos e coloque-os na tigela com a mussarela. Pique o manjericão fresco e coloque na tigela. Tempere tudo com azeite virgem extra, vinagre balsâmico (se usar), sal e pimenta. Mexa delicadamente para distribuir uniformemente os temperos. Deixe a salada descansar por alguns minutos para que os sabores se misturem. Sirva como acompanhamento fresco ou como parte de um aperitivo leve.

APERITIVOS COM CEREAIS INTEGRAIS

CROUTTONS INTEIROS COM QUEIJO FRESCO E LEGUMES

Tempo de preparação: 15 minutos

Tempos de cozimento: 10 minutos

Doses para 4 Pessoas

Ingredientes:

Fatias de pão integral: 8

Queijo fresco (ricota, queijo de cabra

ou qualquer outra coisa a gosto): 200g

Legumes a gosto (abobrinha,

pimentões, berinjelas): 300g

Azeite virgem extra: 4 colheres de sopa

Manjericão fresco: 1 cacho

Sal e pimenta a gosto

Preparação:

Corte os legumes em rodelas finas ou cubos e grelhe-os numa frigideira ou numa frigideira com um fio de azeite até ficarem macios e levemente dourados. Torre as fatias de pão integral na grelha ou no forno até ficarem crocantes. Espalhe o queijo fresco nas fatias de pão torrado. Disponha os legumes grelhados por cima do queijo fresco. Tempere com um fio de azeite virgem extra, sal, pimenta e folhas frescas de manjericão. Sirva como aperitivo ou lanche leve.

SALADA DE ESPELTA COM LEGUMES GRELHADOS

Tempo de preparação: 15 minutos

Tempos de cozimento: 20/25 minutos

Doses para 4 Pessoas

Ingredientes:

Soletrado: 200g

Legumes à sua escolha para grelhar (abobrinha,

pimentões, berinjelas): 400g

Tomate cereja: 150g

Azeitonas pretas sem caroço: 50g

Manjericão fresco: 1 cacho

Azeite virgem extra: 4 colheres de sopa

Vinagre balsâmico: 2 colheres de sopa

Sal e pimenta a gosto

Preparação:

Cozinhe a espelta em água fervente com sal seguindo as instruções da embalagem. Escorra, deixe esfriar em água corrente e reserve. Corte os legumes em rodelas ou cubos e grelhe-os numa frigideira ou numa frigideira com um fio de azeite até ficarem macios e ligeiramente dourados. Corte os tomates cereja ao meio. Em uma tigela grande, misture o farro cozido, os legumes grelhados, o tomate cereja, as azeitonas pretas, as folhas frescas de manjericão colhidas à mão, o azeite virgem extra, o vinagre balsâmico, o sal e a pimenta. Misture bem todos os ingredientes até que estejam bem temperados e misturados. Deixe a salada descansar alguns minutos antes de servir. Excelente como prato único ou como acompanhamento.

SANDUÍCHES INTEIROS COM HUMMUS E PEPINOS

Tempo de preparação: 10 minutos

Tempos de cozimento: Nenhum

Doses para 4 Pessoas

Ingredientes:

Sanduíches integrais: 4

Húmus: 200g

Pepinos: 2 grandes

Tomates: 2 médios (opcional)

Folhas de alface ou

salada mista: a gosto

Preparação:

Corte os rolinhos integrais ao meio. Espalhe homus em ambos os lados internos dos sanduíches. Corte os pepinos em rodelas finas e, se for usar tomates, corte-os também em rodelas. Disponha as rodelas de pepino (e tomate, se for usar) no fundo dos sanduíches, acrescente folhas de alface ou salada mista e feche com a outra metade dos sanduíches. Sirva imediatamente como lanche leve ou almoço rápido.

FRITAS DE MILHO COM MOLHO PICANTE

Tempo de preparação: 15 minutos

Tempos de cozimento: 10/15 minutos

Doses para 4 Pessoas

Ingredientes:

Milho enlatado: 300g (escorrido)

Farinha de milho: 100g

Ovo: 1

Cebola: 1 pequena

Salsa fresca picada: 2 colheres de sopa

Pimentão fresco (opcional): 1 pequeno

Sal e pimenta a gosto

Óleo para fritar

Molho picante: para servir

Preparação:

Escorra o milho e coloque-o em uma tigela. Pique finamente a cebola e a pimenta malagueta (se for usar) e acrescente ao milho. Adicione a farinha de milho, o ovo, a salsa fresca picada, o sal e a pimenta. Misture bem a mistura. Aqueça bastante óleo em uma frigideira antiaderente. Retire porções da mistura de milho e coloque-as na panela, achatando-as levemente para formar panquecas. Frite dos dois lados até dourar e ficar crocante (cerca de 34 minutos de cada lado). Escorra-os em papel absorvente para retirar o excesso de óleo. Sirva os bolinhos de milho quentes com molho picante como acompanhamento, ideais como aperitivo ou prato principal acompanhados de salada fresca.

PINZIMONIO COM MOLHOS DE FRUTA

Tempos de preparação: 10/15 minutos

Tempos de cozimento: Nenhum

Doses para 4 Pessoas

Ingredientes:

Legumes crus a gosto (cenoura, aipo,

pimentões, pepinos, tomates cereja, etc.):

Molho de frutas (morangos, mirtilos, framboesas,

ou fruta exótica): 200g

Iogurte grego ou maionese light: 150g

Suco de limão: 1 limão

Sal e pimenta a gosto

Preparação:

Corte vegetais crus (cenoura, aipo, pimentão, pepino, etc.) em palitos ou pedaços para mergulhar. Faça os molhos: Em duas tigelas separadas, misture o molho de frutas com metade do suco de limão em uma tigela e o iogurte grego ou maionese com a outra metade do suco de limão na outra tigela. Adicione sal e pimenta, se necessário. Disponha os molhos em tigelas pequenas e coloque-os num prato de servir junto com os vegetais crus picados. Sirva como aperitivo ou acompanhamento, mergulhando os legumes nos vários molhos.

CROSTINI COM FIGOS E QUEIJO DE CABRA

Tempo de preparação: 15 minutos

Tempos de cozimento: 57 minutos

Doses para 4 Pessoas

Ingredientes:

Figos maduros: 8

Queijo de cabra: 150g

Pão (baguete ou outro pão crocante): 8 fatias

Mel: 2 colheres de sopa

Nozes picadas (opcional): 2 colheres de sopa

Alecrim fresco (opcional): algumas agulhas

Azeite virgem extra:

escovar o pão

Preparação:

Corte os figos em rodelas finas. Corte o queijo de cabra em rodelas ou pedaços. Torre as fatias de pão na grelha ou no forno até ficarem crocantes. Pincele levemente as fatias de pão com um pouco de azeite virgem extra. Coloque uma fatia de queijo de cabra e uma fatia de figo em cada fatia de pão. Polvilhe um fio de mel sobre cada crouton e, se desejar, adicione nozes picadas e algumas agulhas de alecrim fresco. Asse a 350°F por cerca de 57 minutos ou até o queijo começar a derreter. Sirva o crostini quente como aperitivo ou como um delicioso lanche.

GUACAMOLE COM CHIPS DE FRUTA

Tempo de preparação: 15 minutos

Tempos de cozimento: 10/15 minutos

Doses para 4 Pessoas

Ingredientes:

Abacate maduro: 2

Tomates maduros: 2 médios

Cebola roxa: 1 pequena

Coentro fresco: 2 colheres de sopa (opcional)

Suco de limão: 1 limão

Sal e pimenta a gosto

Frutas frescas (morangos, abacaxi, manga, etc.): a gosto

Preparação:

Descasque os abacates e amasse-os com um garfo numa tigela grande. Corte os tomates e a cebola roxa em cubos, pique os coentros frescos e junte ao abacate. Esprema o suco de limão sobre os ingredientes da tigela e misture tudo bem. Tempere com sal e pimenta a gosto. Para preparar chips de frutas, corte as frutas (morangos, abacaxi, manga, etc.) em rodelas finas. Disponha as fatias de frutas em uma assadeira forrada com papel manteiga e leve ao forno pré-aquecido a 120°C por aproximadamente 1015 minutos até ficarem crocantes. Sirva o guacamole com chips de frutas como aperitivo ou lanche.

SALADA DE ROMÃ, RÚCULA E NOZES

Tempo de preparação: 15 minutos

Tempos de cozimento: Nenhum

Doses para 4 Pessoas

Ingredientes:

Rúcula fresca: 150g

Sementes de romã: a partir de 1 romã

Nozes: 50g

Queijo (feta ou outro

a gosto): 50g (opcional)

Vinagre balsâmico: 2 colheres de sopa

Azeite virgem extra: 2 colheres de sopa

Sal e pimenta a gosto

Preparação:

Lave e seque bem a rúcula e coloque-a em uma tigela. Adicione as sementes de romã previamente extraídas e as nozes grosseiramente esfareladas. Se desejar, adicione queijo ralado. Numa tigela separada, misture o vinagre balsâmico com o azeite virgem extra, o sal e a pimenta. Tempere a salada de rúcula, romã e nozes com o vinagrete preparado na hora de servir. Misture bem e leve à mesa como acompanhamento ou aperitivo ligeiro.

LEGUMES GRELHADOS COM VINAGRE BALSÂMICO

Tempo de preparação: 15 minutos

Tempos de cozimento: 10/15 minutos

Doses para 4 Pessoas

Ingredientes:

Legumes mistos (abobrinha, berinjela, pimentão, cebola, etc.): 800g

Vinagre balsâmico: 4 colheres de sopa

Azeite virgem extra: 4 colheres de sopa

Sal e pimenta:

Preparação:

Corte os vegetais (abobrinha, berinjela, pimentão, cebola, etc.) em fatias ou pedaços de tamanho semelhante para cozinhar uniformemente. Aqueça a grelha ou frigideira antiaderente e grelhe os legumes até ficarem macios e levemente dourados. Você também pode usar uma grelha ou forno, se preferir. Quando estiver pronto, disponha os legumes grelhados num prato de servir. Numa tigela pequena, misture o vinagre balsâmico com o azeite virgem extra, o sal e a pimenta. Despeje o vinagrete obtido sobre os legumes grelhados e misture delicadamente. Sirva como acompanhamento ou prato principal leve.

PANELA DE VEGETAIS NO VAPOR

Tempo de preparação: 20 minutos

Tempos de cozimento: 30/35 minutos

Doses para 4 Pessoas

Ingredientes:

Batatas: 400g

Cenouras: 300g

Courgettes: 300g

Ervilhas (frescas ou congeladas): 200g

Ovos: 3

Queijo ralado (parmesão

ou qualquer outra coisa a gosto): 50g

Leite: 100ml, Manteiga: 20g

Noz-moscada: a gosto, Sal e pimenta: a gosto

Preparação:

Descasque as batatas e as cenouras, corte-as em cubos juntamente com as abobrinhas. Cozinhe os legumes no vapor até ficarem macios, mas não muito moles. Cozinhe as ervilhas em água fervente por alguns minutos até ficarem macias. Numa tigela, bata os ovos com o leite, o queijo ralado, o sal, a pimenta e a noz-moscada ralada. Adicione os legumes cozidos à mistura de ovos e misture bem. Unte com manteiga uma assadeira e despeje a mistura de vegetais. Asse a 180°C por aproximadamente 3.035 minutos ou até que o pudim fique dourado na superfície. Deixe esfriar um pouco antes de servir. Excelente como prato principal vegetariano ou como acompanhamento.

PEPINOS MARINADOS COM IOGURTE E HORTELÃ

Tempo de preparação: 15 minutos

Tempos de cozimento: Nenhum

Doses para 4 Pessoas

Ingredientes:

Pepinos: 4

Iogurte grego: 200g

Hortelã fresca: 2 colheres de sopa picadas

Suco de limão: 1 limão

Alho: 1 dente (opcional)

Azeite virgem extra: 2 colheres de sopa

Sal e pimenta a gosto

Preparação:

Corte os pepinos em rodelas finas ou rodelas e coloque-os em uma tigela grande. Em outra tigela, misture o iogurte grego com a hortelã fresca picada, o suco de limão, o alho picado (se for usar), o azeite virgem extra, o sal e a pimenta. Despeje o molho de iogurte sobre os pepinos e misture delicadamente para que fiquem bem revestidos com a marinada. Cubra a tigela com filme plástico e deixe marinar na geladeira por pelo menos 30 minutos. Sirva como entrada ou acompanhamento fresco.

ALCACHOFRAS À ROMANAS COM LIMÃO E AZEITE

Tempo de preparação: 20 minutos

Tempos de cozimento: 30/40 minutos

Doses para 4 Pessoas

Ingredientes:

Alcachofras: 4 grandes

Limão: 1

Salsa fresca: 2 colheres de sopa picadas

Alho: 2 dentes

Azeite virgem extra: 4 colheres de sopa

Sal e pimenta a gosto

Preparação:

Limpe as alcachofras retirando as folhas exteriores duras, corte as pontas e corte ao meio ou em quartos. Remova também o feno central. Coloque as alcachofras em uma tigela com água fria e suco de limão para evitar que escureçam. Escorra e seque bem. Coloque-os em uma panela com água fervente e cozinhe por cerca de 20 minutos até ficarem macios. Escorra as alcachofras e arrume-as num prato de servir. Numa tigela, misture o azeite virgem extra com o suco de limão, o alho picado, a salsa fresca, o sal e a pimenta. Despeje o molho obtido sobre as alcachofras ainda quentes e deixe marinar por pelo menos 10 minutos antes de servir. Excelente como aperitivo ou acompanhamento.

RECEITAS
PRIMEIROS PRATOS

SOPA DE LENTILHA E LEGUMES

Tempo de preparação: 15 minutos

Tempos de cozimento: 40 minutos

Doses para 4 Pessoas

Ingredientes:

Lentilhas secas: 200g

Aipo: 2 talos

Cenouras: 2

Cebola: 1

Tomates maduros: 2

Caldo de legumes: 1,5 litros

Azeite virgem extra: 2 colheres de sopa

Salsa fresca: 2 colheres de sopa picadas

Sal e pimenta a gosto

Preparação:

Pique finamente o aipo, a cenoura, a cebola e o tomate. Numa panela grande, aqueça o azeite virgem extra e frite a cebola até ficar transparente. Adicione o aipo e a cenoura, cozinhe por alguns minutos, depois acrescente os tomates e cozinhe um pouco. Adicione as lentilhas e o caldo de legumes. Deixe ferver, reduza o fogo e cozinhe em fogo médio-baixo por cerca de 3.040 minutos ou até que as lentilhas e os vegetais estejam macios. Tempere com sal e pimenta, polvilhe com salsa fresca picada e sirva quente. Você pode adicionar um pouco de azeite de oliva extra virgem antes de servir.

MINESTRONE DE PRIMAVERA COM GRÃOS INTEGRAIS

Tempo de preparação: 20 minutos

Tempos de cozimento: 30/40 minutos

Doses para 4 Pessoas

Ingredientes:

Grãos integrais (espelta, cevada,

quinoa, etc.): 150g

Abobrinha: 2

Cenouras: 2

Ervilhas frescas ou congeladas: 150g

Tomates maduros: 2

Cebola: 1

Caldo de legumes: 1,5 litros

Azeite virgem extra: 2 colheres de sopa

Salsa fresca: 2

colheres de sopa bem picadas

Sal e pimenta a gosto

a preparação:

Se usar grãos inteiros crus, cozinhe-os de acordo com as instruções da embalagem em água fervente com sal. Escorra-os e deixe-os de lado. Corte as abobrinhas, as cenouras, os tomates e a cebola em cubos ou rodelas. Numa panela grande, aqueça o azeite virgem extra e frite a cebola até ficar transparente. Adicione as abobrinhas, as cenouras, os tomates, as ervilhas e o caldo de legumes. Deixe ferver, reduza o fogo e cozinhe por aproximadamente 3.040 minutos até que os vegetais estejam macios. Adicione os grãos integrais cozidos ao minestrone, misture bem, tempere com sal e pimenta, polvilhe com salsa fresca picada e sirva quente.

CREME DE CENOURA E GENGIBRE

Tempo de preparação: 15 minutos

Tempos de cozimento: 25/30 minutos

Doses para 4 Pessoas

Ingredientes:

Cenouras: 500g

Batatas: 2 médias

Gengibre fresco ralado: 1 colher de sopa

Caldo de legumes: 1 litro

Cebola: 1

Azeite virgem extra: 2 colheres de sopa

Sal e pimenta a gosto

Preparação:

Descasque as cenouras e as batatas e corte-as em cubos. Pique a cebola finamente. Numa frigideira aqueça o azeite virgem extra e frite a cebola até ficar transparente. Adicione as cenouras e as batatas picadas e, em seguida, o caldo de legumes. Deixe ferver, reduza o fogo e cozinhe por aproximadamente 2530 minutos ou até os legumes ficarem macios. Adicione o gengibre ralado à panela e misture bem. Bata tudo no liquidificador de imersão até obter um creme homogêneo. Se necessário, adicione sal e pimenta a gosto. Servir quente.

SOPA DE FEIJÃO E TOMATE

Tempo de preparação: 15 minutos

Tempos de cozimento: 30/40 minutos

Doses para 4 Pessoas

Ingredientes:

Feijão canelini: 400g

Tomates maduros: 4

Cebola: 1

Alho: 2 dentes

Caldo de legumes: 1 litro

Alecrim fresco: 1 raminho

Azeite virgem extra: 2 colheres de sopa

Sal e pimenta a gosto

Preparação:

Se usar feijão seco, deixe-o de molho em água fria por pelo menos 8 horas ou conforme instruções da embalagem. Escorra e enxágue. Se usar feijão enlatado, escorra e enxágue em água corrente. Pique finamente a cebola e o alho. Corte os tomates em cubos. Em uma panela grande, aqueça o azeite extra virgem e frite o alho e a cebola até dourar. Adicione o tomate picado, o feijão e o caldo de legumes. Adicione também o alecrim fresco. Deixe ferver, reduza o fogo e deixe cozinhar em fogo médio-baixo por aproximadamente 3.040 minutos. Adicione sal e pimenta a gosto. Servir quente.

RISOTO INTEGRAL COM COGUMELOS E SALSA

Tempo de preparação: 10 minutos

Tempos de cozimento: 35 minutos

Doses para 4 Pessoas

Ingredientes:

Arroz integral: 320g

Cogumelos mistos (porcini, champignon, etc.): 300g

Caldo de legumes: 1 litro

Cebola: 1

Alho: 2 dentes

Vinho branco seco: 120ml

Azeite virgem extra: 2 colheres de sopa

Salsa fresca: 3 colheres de sopa picadas, Sal e pimenta: a gosto

Preparação:

Limpe e corte os cogumelos em rodelas finas. Pique finamente a cebola e o alho. Em uma panela grande, aqueça o azeite extra virgem e frite o alho e a cebola até dourar. Adicione os cogumelos e cozinhe até dourar. Adicione o arroz integral e torre por alguns minutos, mexendo sempre. Deglacear com vinho branco e deixar evaporar o álcool. Adicione aos poucos o caldo de legumes quente, uma concha de cada vez, mexendo de vez em quando. Continue cozinhando por aproximadamente 3.035 minutos ou até que o arroz esteja cozido al dente e tenha absorvido o caldo. Quando estiver quase cozido, adicione a salsa fresca picada e misture bem. Se preferir, você também pode adicionar queijo ralado. Tempere com sal e pimenta a gosto e sirva quente.

MASSA INTEGRAL COM ESPINAFRES E PESTO DE NOZES

Tempo de preparação: 15 minutos

Tempos de cozimento: 1012 minutos

Doses para 4 Pessoas

Ingredientes:

Massas integrais (penne, fusilli, espaguete, etc.): 320g

Espinafre fresco: 150g

Nozes: 50g

Alho: 2 dentes

Queijo ralado (parmesão ou o que quiser): 50g (opcional)

Azeite virgem extra: 4 colheres de sopa

Sal e pimenta:

Preparação:

Ferva o espinafre em água fervente por alguns minutos, escorra e deixe esfriar em água fria. No liquidificador, bata o espinafre cozido, as nozes, o alho, o queijo ralado (se for usar), o azeite virgem extra, o sal e a pimenta até ficar homogêneo. Cozinhe o macarrão integral em bastante água com sal seguindo as instruções da embalagem e escorra al dente. Em uma panela, misture o macarrão escorrido com o pesto de espinafre e nozes. Refogue tudo em fogo médio-baixo para misturar bem os sabores por alguns minutos. Sirva quente, acrescentando um fiozinho de azeite virgem extra e uma pitada de queijo ralado se preferir.

CUSCUZ VEGETAL

Tempo de preparação: 15 minutos

Tempos de cozimento: 18 minutos

Doses para 4 Pessoas

Ingredientes:

Cuscuz: 300g

Abobrinha: 2

Pimentas: 2

Cenouras: 2

Cebola: 1

Alho: 2 dentes

Caldo de legumes: 500ml

Azeite virgem extra: 2 colheres de sopa

Cúrcuma em pó: 1 colher de chá

Sal e pimenta a gosto

Preparação:

Corte as abobrinhas, os pimentões e as cenouras em cubos. Pique finamente a cebola e o alho. Em uma panela grande, aqueça o azeite extra virgem e frite a cebola e o alho até dourar. Adicione os legumes picados e cozinhe por alguns minutos. Adicione o caldo de legumes, deixe ferver e depois acrescente o cuscuz e a cúrcuma. Tampe a panela, desligue o fogo e deixe descansar por 10 minutos para que o cuscuz absorva o caldo e inche. Quando estiver pronto, solte-o com um garfo para deixá-lo leve e arejado. Adicione sal e pimenta a gosto e sirva quente como prato principal ou acompanhamento.

QUINOA SALTEADA COM ABOBRINHA E TOMATE CEREJA

Tempo de preparação: 15 minutos

Tempos de cozimento: 15 minutos

Doses para 4 Pessoas

Ingredientes:

Quinua: 300g

Abobrinha: 2

Tomate cereja: 200g

Cebola: 1

Alho: 2 dentes

Salsinha:

2 colheres de sopa finamente picadas

Azeite virgem extra: 2 colheres de sopa

Suco de limão: 1 limão

Sal e pimenta:

Preparação:

Lave a quinoa em água corrente e passe por uma peneira fina. Cozinhe a quinoa conforme as instruções da embalagem, escorra e reserve. Corte as abobrinhas em cubos, corte os tomates cereja ao meio e pique finamente a cebola e o alho. Em uma panela grande, aqueça o azeite extra virgem e frite a cebola e o alho até dourar. Adicione as abobrinhas e os tomates cereja à panela e cozinhe até ficarem macios. Adicione a quinoa cozida à panela com os legumes, misture bem. Tempere com sal e pimenta. Esprema o sumo de limão sobre a quinoa e os legumes, polvilhe com salsa fresca picada e misture tudo bem. Sirva quente como prato principal ou acompanhamento.

PRATOS À BASE DE LEGUMINOSAS

MACARRÃO E GRÃO DE BICO COM TOMATE CEREJA FRESCO

Tempo de preparação: 15 minutos

Tempos de cozimento: 20/25 minutos

Doses para 4 Pessoas

Ingredientes:

Grão de bico cozido ou enlatado: 400g

Tomate cereja: 250g

Massa curta (como mezze

canetas, dedos, etc.): 320g

Cebola: 1 Alho: 2 dentes

Alecrim fresco: 1 raminho

Pimenta fresca (opcional): a gosto

Azeite virgem extra: 3 colheres de sopa

Sal e pimenta:

Preparação:

Pique finamente a cebola, o alho e a pimenta malagueta (se for usar). Corte os tomates cereja ao meio. Em uma panela grande, aqueça o azeite extra virgem e frite a cebola, o alho e a pimenta malagueta (se for usar) até dourar. Adicione os tomates cereja e o alecrim fresco à panela e cozinhe por cerca de 5 minutos até que os tomates cereja comecem a soltar o suco. Adicione o grão de bico (lavado e escorrido se enlatado) e cerca de 1 litro de água na panela. Deixe ferver, reduza o fogo e cozinhe em fogo médio por cerca de 1.015 minutos. Adicione o macarrão à panela e continue cozinhando até ficar al dente e absorver a maior parte do líquido. Se necessário, adicione sal e pimenta. Sirva quente, possivelmente com um fio de azeite virgem extra sobre cada porção.

LENTILHAS ESTUFADAS COM LEGUMES

Tempo de preparação: 15 minutos

Tempos de cozimento: 30/40 minutos

Doses para 4 Pessoas

Ingredientes:

Lentilhas secas: 300g

Cenouras: 2

Aipo: 2 talos

Cebola: 1

Tomates maduros: 2

Caldo de legumes ou água: 1 litro

Azeite virgem extra: 2 colheres de sopa

Folhas de louro: 23 folhas

Tomilho fresco (opcional): 1 raminho

Sal e pimenta:

Preparação:

Limpe e corte em cubos a cenoura, o aipo, a cebola e o tomate. Numa frigideira aqueça o azeite virgem extra e frite a cebola até ficar transparente. Adicione a cenoura e o aipo e cozinhe por alguns minutos até ficar macio. Adicione os tomates picados, as lentilhas, o louro, o tomilho (se for usar) e o caldo de legumes ou água. Deixe ferver, reduza o fogo e cozinhe em fogo médio-baixo por cerca de 3.040 minutos ou até que as lentilhas estejam macias e tenham absorvido a maior parte do líquido. Tempere com sal e pimenta a gosto e sirva quente como prato principal ou acompanhamento.

SALADA DE FEIJÃO PRETO E MILHO

Tempo de preparação: 15 minutos

Tempos de cozimento: Nenhum

Doses para 4 Pessoas

Ingredientes:

Feijão preto (enlatado, escorrido): 400g

Milho doce (enlatado, escorrido): 200g

Tomate cereja: 250g

Pimenta vermelha fresca: 1 (opcional)

Cebola roxa: 1

Coentro fresco: 3 colheres de sopa finamente picado

Suco de limão: 1 limão

Azeite virgem extra: 3 colheres de sopa

Sal e pimenta a gosto

Preparação:

Escorra e enxágue o feijão preto e o milho em água corrente. Corte os tomates cereja ao meio e pique finamente a cebola roxa. Se desejar, pique a pimenta vermelha fresca, retirando as sementes para torná-la menos picante. Em uma tigela grande, misture o feijão preto, o milho, o tomate cereja, a cebola roxa, a pimenta malagueta (se for usar) e o coentro fresco picado. Tempere a salada com suco de limão, azeite extra virgem, sal e pimenta. Misture bem todos os ingredientes. Deixe a salada descansar na geladeira por pelo menos 30 minutos antes de servir para que os sabores se misturem melhor. Sirva frio.

MACARRÃO DE FEIJÃO MEDITERRÂNEO

Tempo de preparação: 15 minutos

Tempos de cozimento: 25/30 minutos

Doses para 4 Pessoas

Ingredientes:

Feijão Cannellini (ou outra variedade

prazer, cozido ou enlatado): 400g

Massas curtas (como ditalini,

meio penne, etc.): 320g

Tomates maduros: 3

Cebola: 1 Alho: 2 dentes

Alecrim fresco: 1 raminho

Caldo de legumes ou água: 1 litro

Azeite virgem extra: 3 colheres de sopa

Sal e pimenta a gosto

Preparação:

Pique finamente a cebola e o alho. Corte os tomates em cubos. Em uma panela grande, aqueça o azeite extra virgem e frite o alho e a cebola até dourar. Adicione os tomates picados, o feijão canelini e o alecrim fresco à panela. Misture bem. Adicione caldo de legumes ou água à panela e deixe ferver. Adicione o macarrão curto e cozinhe de acordo com os tempos indicados na embalagem ou até ficar al dente e absorver o líquido. Se necessário, adicione sal e pimenta. Sirva quente, possivelmente enfeitando cada porção com um fio de azeite virgem extra.

LASANHA DE ABOBRINHA E BERINJELA

Tempo de preparação: 30 minutos

Tempos de cozimento: 45/50 minutos

Doses para 4 Pessoas

Ingredientes:

Abobrinha: 3

Berinjela: 2

Massa para lasanha: 200g

Tomates pelados: 400g

Cebola: 1

Alho: 2 dentes

Azeite virgem extra: 3 colheres de sopa

Queijo ralado (parmesão

ou qualquer outra coisa a gosto): 100g

Mussarela: 200g

Manjericão fresco: 10 folhas

Sal e pimenta a gosto

Preparação:

Corte as abobrinhas e as beringelas em fatias longas e finas, no sentido do comprimento. Numa frigideira antiaderente, grelhe as rodelas de abobrinha e berinjela até ficarem macias. Deixou de lado. Pique finamente a cebola e o alho. Numa panela, aqueça o azeite extra virgem e frite a cebola e o alho até dourar. Adicione o tomate pelado e o manjericão, tempere com sal e pimenta e cozinhe por 10 a 15 minutos em fogo médio-baixo. Pré-aqueça o forno a 180°C.

Numa assadeira, comece a montar a lasanha alternando camadas de abobrinha, berinjela, massa de lasanha, molho de tomate e queijo ralado. Continue até ficar sem ingredientes, certificando-se de que a última camada seja molho e queijo. Corte a mussarela em cubos e distribua sobre o queijo ralado. Cubra a panela com papel alumínio e leve ao forno por aproximadamente 3.035 minutos. Retire o papel alumínio e cozinhe por mais 1520 minutos até que a superfície fique dourada. Deixe descansar alguns minutos antes de servir.

ESPAGUETE DE ABOBRINHA COM PESTO DE ABACATE

Tempo de preparação: 15 minutos

Tempos de cozimento: Nenhum

Doses para 4 Pessoas

Ingredientes:

Abobrinha: 4

Abacate maduro: 1

Manjericão fresco: 20 folhas

Nozes ou pinhões: 50g

Suco de limão: 1 limão

Alho: 1 dente

Azeite virgem extra: 4 colheres de sopa

Sal e pimenta a gosto

Preparação:

Usando um espiralizador ou descascador de batatas, crie espaguete de abobrinha. Deixou de lado. No liquidificador, misture o abacate, o manjericão, as nozes ou pinhões, o suco de limão, o alho, o azeite virgem extra, o sal e a pimenta. Misture os ingredientes até ficar homogêneo, adicionando mais óleo se necessário. Em uma frigideira grande, aqueça o macarrão de abobrinha em fogo médio por cerca de 23 minutos, sem cozinhar demais. Adicione o pesto de abacate, misture bem e cozinhe por mais 12 minutos até o espaguete ficar bem temperado. Servir quente.

PIMENTOS RECHEADOS COM ARROZ E LEGUMES

Tempo de preparação: 30 minutos

Tempos de cozimento: 40/45 minutos

Doses para 4 Pessoas

Ingredientes:

Pimentões grandes: 4

Arroz integral: 200g

Abobrinha: 2

Cenouras: 2

Cebola: 1

Alho: 2 dentes

Tomates maduros: 2

Salsa fresca: 3

colheres de sopa bem picadas

Azeite virgem extra: 4 colheres de sopa

Queijo ralado (a gosto): 50g

Sal e pimenta a gosto

Preparação:

Corte a parte superior dos pimentões (como uma tampa) e retire as sementes e os fios internos. Deixou de lado. Cozinhe o arroz integral de acordo com as instruções da embalagem. Corte as abobrinhas, as cenouras, a cebola e os tomates em cubos pequenos. Numa panela, aqueça o azeite extra virgem e frite a cebola e o alho até dourar. Adicione as abobrinhas, as cenouras e os tomates à panela e cozinhe por cerca de 10 a 15 minutos ou até os vegetais ficarem macios.

Combine o arroz cozido com os legumes, acrescente a salsa fresca picada, o queijo ralado (se for usar), sal e pimenta. Misture tudo bem. Recheie os pimentões com a mistura de arroz e vegetais. Coloque os pimentões em uma assadeira, cubra com as "tampas" previamente cortadas e leve ao forno a 180°C por 40-45 minutos até que os pimentões fiquem macios e levemente dourados na superfície.

BATATAS ASSADAS COM ESPINAFRE E QUEIJO

Tempo de preparação: 20 minutos

Tempos de cozimento: 40/45 minutos

Doses para 4 Pessoas

Ingredientes:

Batatas grandes: 4

Espinafre fresco: 300g

Queijo ralado (parmesão,

pecorino ou qualquer outra coisa a gosto): 100g

Alho: 2 dentes

Azeite virgem extra: 3 colheres de sopa

Manteiga: 2 colheres de sopa

Sal e pimenta a gosto

Preparação:

Pré-aqueça o forno a 200°C. Lave bem as batatas, seque-as e faça cortes profundos na superfície. Cozinhe as batatas inteiras no forno por cerca de 40/45 minutos ou até ficarem macias por dentro e a casca ficar crocante. Entretanto, numa frigideira, aqueça o azeite virgem extra e doure o alho picado. Adicione o espinafre fresco e cozinhe até murchar. Sal e pimenta a gosto. Depois de cozidas, corte as batatas ao meio e com a ajuda de uma colher retire parte da polpa interna, colocando-a numa tigela. Misture a polpa da batata com o espinafre, o queijo ralado e a manteiga. Recheie as meias batatas com a mistura obtida. Coloque as batatas recheadas de volta na panela e leve ao forno pré-aquecido a 180°C por aproximadamente 15/20 minutos ou até o queijo derreter e dourar levemente na superfície. Servir quente.

ESPAGUETE INTEGRAL COM AMÊIJOAS

Tempo de preparação: 15 minutos

Tempos de cozimento: 15/20 minutos

Doses para 4 Pessoas

Ingredientes:

Espaguete integral: 400g

Amêijoas sem casca: 500g

Alho: 3 dentes

Salsa fresca: 4

colheres de sopa bem picadas

Pimenta fresca (opcional): 1

Vinho branco seco: 120ml

Azeite virgem extra: 4 colheres de sopa

Sal a gosto

Preparação:

Leve uma panela com água e sal para ferver para cozinhar o espaguete de trigo integral de acordo com as instruções da embalagem. Em uma frigideira grande, aqueça o azeite extra virgem em fogo médio-baixo. Adicione o alho picado e, se desejar, a pimenta fresca cortada em rodelas finas e frite até o alho dourar. Adicione as amêijoas sem casca à frigideira e deglaceie com o vinho branco. Cubra com uma tampa e cozinhe em fogo médio até as amêijoas abrirem. Escorra o espaguete integral al dente, reservando um pouco da água do cozimento. Adicione o espaguete às amêijoas na frigideira e acrescente a salsa fresca picada. Misture bem e, se necessário, acrescente um pouco da água do cozimento do macarrão para misturar tudo. Sirva quente com um fio de azeite virgem extra e salsa fresca para decorar.

FILÉ DE SALMÃO ASSADO EM PAPEL ALUMINIO COM LEGUMES

Tempo de preparação: 20 minutos

Tempos de cozimento: 20/25 minutos

Doses para 4 Pessoas

Ingredientes:

Filetes de salmão:

4 (aproximadamente 150g cada)

Abobrinha: 2

Tomates: 4

Limão: 1

Alecrim fresco: 4 raminhos

Salsa fresca: 4 colheres de sopa picadas

Sal e pimenta a gosto

Papel manteiga ou folhas de alumínio: 4

Preparação:

Pré-aqueça o forno a 200°C. Corte as abobrinhas em rodelas e os tomates e o limão em rodelas finas. Corte quatro folhas de papel manteiga ou papel alumínio (uma para cada filé de salmão). Disponha uma cama de abobrinhas e tomates em cada folha de papel manteiga ou papel alumínio. Coloque um filé de salmão em cima de cada cama. Tempere os filés de salmão com sal, pimenta, salsa fresca picada e alecrim fresco. Adicione rodelas de limão por cima. Feche os embrulhos com cuidado, formando bolsões, e coloque-os num tabuleiro de ir ao forno. Asse os pacotinhos com o salmão por cerca de 20/25 minutos ou até que o salmão esteja cozido no ponto desejado. Sirva quente diretamente em papel alumínio para preservar o sabor e a maciez.

SALADA DE ATUM E FEIJÃO BRANCO

Tempo de preparação: 15 minutos

Tempos de cozimento: Nenhum

Doses para 4 Pessoas

Ingredientes:

Atum em óleo (escorrido): 250g

Feijão branco (cozido ou

enlatado, escorrido): 400g

Tomate cereja: 200g

Cebola roxa: 1

Azeitonas pretas: 50g

Salsa fresca: 3 colheres de sopa

finamente picado

Azeite virgem extra: 3 colheres de sopa

Suco de limão: 1 limão

Sal e pimenta a gosto

Preparação:

Corte os tomates cereja ao meio e pique finamente a cebola roxa. Numa tigela grande, misture o atum escorrido no azeite, o feijão branco escorrido, o tomate cereja, a cebola roxa, as azeitonas pretas e a salsa fresca picada. Tempere a salada com azeite virgem extra, suco de limão, sal e pimenta. Misture bem todos os ingredientes. Deixe a salada descansar na geladeira por pelo menos 30 minutos antes de servir para que os sabores se misturem melhor. Sirva frio.

RISOTO COM CAMARÃO E ABOBRINHA

Tempo de preparação: 10 minutos

Tempos de cozimento: 20/25 minutos

Doses para 4 Pessoas

Ingredientes:

Arroz Arbório ou Carnaroli: 320g

Camarão sem casca: 300g

Abobrinha: 2

Cebola: 1

Caldo de legumes: 1,5 litros

Vinho branco seco: 120ml

Manteiga: 50g

Azeite virgem extra: 2 colheres de sopa

Queijo ralado (parmesão

ou qualquer outra coisa a gosto): 50g Sal e pimenta: a gosto

Preparação:

Aqueça o caldo de legumes em uma panela e mantenha aquecido em fogo baixo. Em uma panela grande, aqueça o azeite extra virgem e acrescente a cebola picada. Refogue a cebola em fogo médio. Adicione o arroz e as torradas por alguns minutos até ficarem translúcidos. Deglacear com vinho branco e deixar evaporar o álcool. Adicione à panela as abobrinhas cortadas em cubinhos e os camarões descascados. Misture bem. Aos poucos, adicione o caldo quente, uma concha de cada vez, mexendo sempre e esperando que seja absorvido antes de adicionar mais. Continue cozinhando o risoto por 18/20 minutos, provando para verificar o cozimento do arroz. Quando o arroz estiver al dente, retire do fogo e junte a manteiga e o queijo ralado. Ajuste o sal e a pimenta a gosto. Servir quente.

PAD THAI VEGETARIANO COM TOFU

Tempo de preparação: 20 minutos

Tempos de cozimento: 15 minutos

Doses para 4 Pessoas

Ingredientes:

Macarrão de arroz: 300g

Tofu: 300g

Cebola roxa: 1

Cenouras: 2

Abobrinha: 2

Brotos de soja: 100g

Amendoim picado: 50g

Molho de soja: 4 colheres de sopa

Suco de limão: 2 limões

Açúcar mascavo: 2 colheres de sopa

Óleo de gergelim: 2 colheres de sopa

Óleo vegetal: 3 colheres de sopa

Sal e pimenta a gosto

Preparação:

Prepare o macarrão de arroz conforme instruções da embalagem. Corte o tofu em cubos e refogue numa frigideira com um pouco de óleo vegetal até dourar. Deixou de lado. Numa panela grande, aqueça o óleo de gergelim e frite a cebola roxa em rodelas finas, a cenoura cortada em juliana e a abobrinha. Adicione o broto de feijão e o ovo (se for usar), mexendo bem para cozinhar o ovo. Adicione o macarrão de arroz previamente cozido, o tofu salteado, o molho de soja, o suco de limão e o açúcar mascavo. Continue mexendo até que todos os ingredientes estejam bem combinados e aquecidos. Sirva o Pad Thai quente, polvilhado com amendoim picado e guarnecido com rodelas de limão.

SEITAN SALTEADO COM LEGUMES CROCANTES

Tempo de preparação: 15 minutos

Tempos de cozimento: 15 minutos

Doses para 4 Pessoas

Ingredientes:

Seitan: 400g

Pimentas (várias cores): 2

Abobrinha: 2

Cebola: 1

Molho de soja: 4 colheres de sopa

Alho: 2 dentes

Gengibre fresco ralado: 1 colher de sopa

Óleo vegetal: 3 colheres de sopa

Sementes de gergelim: 1 colher de sopa

Sal e pimenta a gosto

Preparação:

Corte o seitan em fatias finas. Corte os pimentões, as abobrinhas e a cebola em juliana. Em uma frigideira grande, aqueça o óleo vegetal e frite o alho picado e o gengibre ralado até dourar. Adicione o seitan e refogue por alguns minutos. Adicione a cebola, o pimentão e a abobrinha, misturando bem. Adicione o molho de soja e continue refogando em fogo alto até que os vegetais estejam crocantes, mas macios. Antes de servir polvilhe com sementes de gergelim. Servir quente.

ESPETOS SEITAN E PIMENTA ASSADOS

Tempo de preparação: 20 minutos

Tempos de cozimento: 15/20 minutos

Doses para 4 Pessoas

Ingredientes:

Seitan: 400g

Pimentas (várias cores): 2

Cebola: 1

Azeite virgem extra: 3 colheres de sopa

Suco de limão: 2 colheres de sopa

Orégano seco: 1 colher de chá

Sal e pimenta a gosto

Palitos de espeto (anteriormente embebido em água para evitar queimaduras)

Preparação:

Corte o seitan em cubos e os pimentões e a cebola em pedaços grandes. Em uma tigela, misture o azeite extra virgem, o suco de limão, o orégano, o sal e a pimenta. Passe os cubos de seitan, pimenta e cebola alternadamente nos palitos. Disponha os espetos num tabuleiro e pincele todos os espetos com a marinada previamente preparada. Cozinhe em forno pré-aquecido a 200°C por 15/20 minutos ou até que o seitan e os legumes estejam dourados. Servir quente.

TOFU AO MOLHO TERIYAKI COM ARROZ BASMATI

Tempo de preparação: 15 minutos

Tempos de cozimento: 30 minutos

Doses para 4 Pessoas

Ingredientes:

Tofu: 400g

Arroz basmati: 300g

Molho Teriyaki: 120ml

Alho: 2 dentes

Óleo vegetal: 2 colheres de sopa

Chalota: 1

Sementes de gergelim: 1 colher de sopa

Salsa fresca: 2 colheres de sopa

finamente picado, Sal e pimenta: a gosto

Preparação:

Corte o tofu em cubos e escorra-o para retirar o excesso de água. Numa frigideira, aqueça o óleo vegetal e frite o alho picado e as chalotas em rodelas finas até dourar. Adicione o tofu à panela e cozinhe até dourar por todos os lados. Adicione o molho teriyaki ao tofu e continue cozinhando por alguns minutos até que o tofu esteja bem coberto pelo molho. Enquanto isso, cozinhe o arroz basmati conforme as instruções da embalagem. Sirva o tofu com molho teriyaki quente, polvilhado com sementes de gergelim e salsa picada, acompanhado de arroz basmati cozido.

CARIL MISTO DE VEGETAIS

COM ARROZ BASMATI

Tempo de preparação: 20 minutos

Tempos de cozimento: 30 minutos

Doses para 4 Pessoas

Ingredientes:

Arroz basmati: 300g

Legumes mistos (abobrinha, cenoura,

pimentão, couve-flor, etc.): 500g

Cebola: 1

Alho: 2 dentes

Gengibre fresco

ralado: 1 colher de sopa

Leite de coco: 400ml

Caril em pó: 2 colheres de sopa

Óleo vegetal: 2 colheres de sopa

Sementes de cominho: 1 colher de chá

Salsa fresca: 2 colheres de sopa picadas

Sal e pimenta a gosto

Preparação:

Cozinhe o arroz basmati de acordo com as instruções da embalagem. Corte os legumes em cubos ou rodelas, a cebola em rodelas finas e pique o alho. Em uma panela grande, aqueça o óleo vegetal e acrescente as sementes de cominho, o alho, o gengibre e a cebola. Frite até dourar. Adicione os legumes e cozinhe por alguns minutos até começarem a amolecer.

Adicione o curry em pó, misture bem e despeje o leite de coco. Deixe ferver, reduza o fogo e deixe cozinhar em fogo médio por cerca de 15/20 minutos ou até que os legumes estejam cozidos. Ajuste o sal e a pimenta a gosto. Sirva o curry misto de legumes quente, acompanhado de arroz basmati cozido.

SUSHI BOWL COM ABACATE SALMÃO

Tempo de preparação: 25 minutos

Tempos de cozimento: Nenhum

Doses para 4 Pessoas

Ingredientes:

Arroz de Sushi ou Arroz de Grão Curto: 300g

Salmão fresco (cru): 300g

Abacate maduro: 2

Alga Nori cortada em tiras finas: 4 folhas

Molho de soja: 4 colheres de sopa

Vinagre de arroz: 2 colheres de sopa

Sementes de gergelim torradas: 2 colheres de sopa

Alga Wakame seca (opcional): 50g

Preparação:

Cozinhe o arroz de sushi de acordo com as instruções da embalagem. Quando estiver pronto, adicione o vinagre de arroz e misture bem. Corte o salmão em cubos e o abacate em rodelas. Distribua o arroz em pratos de servir e por cima disponha o salmão cru em cubos, o abacate fatiado e as tiras de alga nori. Se desejar, adicione algas wakame secas. Polvilhe com sementes de gergelim torradas e sirva com molho de soja como acompanhamento para quem quiser temperar ainda mais o prato.

REFOGADO DE LEGUMES
À MODA CHINESA

Tempo de preparação: 15 minutos

Tempos de cozimento: 10/15 minutos

Doses para 4 Pessoas

Ingredientes:

Brócolis: 200g

Cogumelos (champignon ou shiitake): 200g

Pimentas (várias cores): 2

Cenouras: 2 Cebola: 1

Molho de soja: 4 colheres de sopa

Gengibre fresco ralado: 1 colher de sopa

Alho: 2 dentes

Óleo de gergelim: 2 colheres de sopa

Óleo vegetal: 2 colheres de sopa

Sementes de gergelim: 1 colher de sopa

Sal e pimenta a gosto

Preparação:

Corte os vegetais (brócolis, cogumelos, pimentão, cenoura e cebola) em pedaços ou rodelas conforme seu gosto. Em uma frigideira grande ou wok, aqueça o óleo vegetal e acrescente o alho picado e o gengibre fresco ralado. Frite até dourar. Adicione os legumes picados e misture bem. Adicione o molho de soja e continue cozinhando em fogo alto por 10/15 minutos, mexendo de vez em quando, até que os legumes estejam cozidos, mas crocantes. Quando estiver quase cozido, adicione o óleo de gergelim e as sementes de gergelim. Ajuste o sal e a pimenta a gosto. Sirva os vegetais à chinesa quentes como acompanhamento ou prato principal.

WOK DE QUINOA E VEGETAIS

Tempo de preparação: 15 minutos

Tempos de cozimento: 15/20 minutos

Doses para 4 Pessoas

Ingredientes:

Quinua: 300g

Pimentas (várias cores): 2

Abobrinha: 2

Cebola: 1

Cenouras: 2

Molho de soja: 4 colheres de sopa

Óleo de gergelim: 2 colheres de sopa

Alho: 2 dentes

Gengibre fresco ralado: 1 colher de sopa

Óleo vegetal: 2 colheres de sopa

Sementes de gergelim: 1 colher de sopa

Sal e pimenta a gosto

Preparação:

Prepare a quinoa seguindo as instruções da embalagem. Corte os legumes (pimentão, abobrinha, cebola e cenoura) em pedaços ou rodelas. Em uma wok ou frigideira grande, aqueça o óleo vegetal e acrescente o alho picado e o gengibre fresco ralado. Frite até dourar. Adicione os legumes picados e misture bem. Adicione o molho de soja e continue cozinhando em fogo alto por 10/15 minutos, mexendo de vez em quando. Adicione a quinoa cozida à wok com os legumes, misture bem e cozinhe por mais 5 minutos. Quando estiver quase cozido, adicione o óleo de gergelim e as sementes de gergelim. Ajuste o sal e a pimenta a gosto. Sirva a wok de quinoa e legumes quente como prato principal ou acompanhamento.

SALADA DE MACARRÃO INTEGRAL COM TOMATE SECO

Tempo de preparação: 15 minutos

Tempos de cozimento: 10/12 minutos

Doses para 4 Pessoas

Ingredientes:

Massa Integral a gosto: 400g

Tomates secos: 100g

Rúcula fresca: 100g

Azeitonas pretas sem caroço: 50g

Queijo feta: 100g

Azeite virgem extra: 3 colheres de sopa

Vinagre balsâmico: 2 colheres de sopa

Manjericão fresco: 1 cacho

Sal e pimenta a gosto

Preparação:

Cozinhe o macarrão integral em água fervente com sal seguindo as instruções da embalagem. Escorra al dente e deixe esfriar. Corte os tomates secos em pedaços pequenos e pique as azeitonas pretas. Pique também o manjericão fresco. Em uma tigela grande, misture o macarrão de trigo integral, os tomates secos, as azeitonas pretas, a rúcula fresca e o manjericão. Esfarele o queijo feta por cima. Prepare o vinagrete misturando o azeite virgem extra, o vinagre balsâmico, o sal e a pimenta. Despeje o vinagrete sobre a salada de macarrão e misture bem. Sirva frio.

ESPELTA COM LEGUMES CARNES GRELHADAS E QUEIJO FETA

Tempo de preparação: 15 minutos

Tempos de cozimento: 20/25 minutos

Doses para 4 Pessoas

Ingredientes:

Soletrado: 300g

Pimentas (várias cores): 2

Abobrinha: 2

Berinjela: 1 Cebola: 1

Queijo feta: 100g

Azeite virgem extra: 3 colheres de sopa

Vinagre balsâmico: 2 colheres de sopa

Salsa fresca: 2 colheres de sopa picadas

Sal e pimenta a gosto

Preparação:

Cozinhe a espelta em água fervente com sal seguindo as instruções da embalagem. Escorra al dente e deixe esfriar. Fatie os legumes (pimentão, abobrinha, berinjela e cebola). Aqueça uma grelha ou frigideira antiaderente e grelhe os legumes até ficarem bem cozidos e grelhados. Numa tigela, misture a espelta cozida, os legumes grelhados e a salsa fresca picada. Esfarele o queijo feta por cima. Prepare o vinagrete misturando o azeite virgem extra, o vinagre balsâmico, o sal e a pimenta. Despeje o vinagrete sobre a espelta e os legumes grelhados e misture bem. Sirva quente ou frio dependendo do gosto.

SALADA DE ARROZ SELVAGEM COM LEGUMES CROCANTES

Tempo de preparação: 20 minutos

Tempos de cozimento: 20/25 minutos

Doses para 4 Pessoas

Ingredientes:

Arroz Selvagem: 300g

Pimentas (várias cores): 2

Abobrinha: 2

Cenouras: 2

Cebola: 1

Amêndoas em flocos: 50g

Azeite virgem extra: 3 colheres de sopa

Vinagre de maçã: 2 colheres de sopa

Manjericão fresco: 1 cacho

Hortelã fresca: 1 cacho

Sal e pimenta a gosto

Preparação:

Cozinhe o arroz selvagem em água fervente com sal de acordo com as instruções da embalagem. Escorra al dente e deixe esfriar. Corte os legumes (pimentão, abobrinha, cenoura e cebola) em cubos. Numa panela, aqueça um pouco de azeite virgem extra e refogue os legumes cortados em cubos até ficarem crocantes, mas macios. Adicione as amêndoas em flocos e misture bem. Em uma tigela grande, misture o arroz selvagem resfriado com os vegetais crocantes. Prepare o vinagrete misturando o azeite virgem extra, o vinagre de maçã, o manjericão fresco picado e a hortelã fresca, o sal e a pimenta. Despeje o vinagrete sobre o arroz e a salada de legumes e misture bem. Sirva frio.

ESPAGUETE FRIO COM PESTO DE MANJERICÃO

Tempo de preparação: 15 minutos

Tempos de cozimento: 10/12 minutos

Doses para 4 Pessoas

Ingredientes:

Espaguete: 400g

Manjericão fresco: 1 cacho

Amêndoas ou pinhões: 50g

Parmesão ralado: 50g

Alho: 2 dentes

Azeite virgem extra: 4 colheres de sopa

Sal e pimenta a gosto

Preparação:

Cozinhe o espaguete em água fervente com sal seguindo as instruções da embalagem. Escorra-os al dente e deixe esfriar. Prepare o pesto de manjericão misturando as folhas frescas de manjericão, as amêndoas ou pinhões, o queijo ralado, o alho, o azeite virgem extra, o sal e a pimenta. Despeje o pesto preparado sobre o espaguete resfriado e misture bem até que o espaguete fique bem temperado com o pesto. Você pode adicionar algumas folhas inteiras de manjericão fresco como decoração antes de servir. Sirva frio.

PENNE ALL'ARRABBIATA COM TOMATE FRESCO

Tempo de preparação: 10 minutos

Tempos de cozimento: 10/12 minutos

Doses para 4 Pessoas

Ingredientes:

Penne rigado: 400g

Tomates maduros: 4

Pimenta fresca: 1

Alho: 2 dentes

Azeite virgem extra

de azeitona: 4 colheres de sopa

Salsa fresca: 2 colheres de sopa finamente picado, Sal: a gosto

Preparação:

Cozinhe o penne em bastante água e sal seguindo as instruções da embalagem. Escorra-os al dente e reserve. Corte os tomates em cubos e pique finamente a pimenta e o alho. Numa panela, aqueça o azeite virgem extra e acrescente o alho picado e a pimenta malagueta. Deixe fritar por um minuto em fogo médio. Adicione os tomates picados à panela com o alho e a pimenta malagueta. Cozinhe por cerca de 5/7 minutos até que os tomates quebrem um pouco e o molho fique espesso. Adicione o penne à panela com o molho preparado, misture bem para dar sabor e acrescente a salsa picada. Sirva quente, possivelmente adicionando mais pimenta fresca ou salsa como decoração.

ARROZ PILAF COM LEGUMES ESTAÇÃO

Tempo de preparação: 15 minutos

Tempos de cozimento: 15/20 minutos

Doses para 4 Pessoas

Ingredientes:

Arroz Basmati ou Arroz de Grão Longo: 300g

Legumes sazonais (abobrinha, pimentão, cenouras, ervilhas, etc.): 400g

Cebola: 1

Caldo de legumes: 600ml

Manteiga ou azeite extra virgem

de azeitona: 2 colheres de sopa

Sal e pimenta a gosto

Preparação:

Corte os vegetais (abobrinha, pimentão, cenoura, etc.) em cubos ou rodelas. Pique a cebola finamente. Em uma panela, aqueça a manteiga ou o azeite extra virgem e frite a cebola até ficar translúcida. Adicione os legumes picados à panela com a cebola e cozinhe por alguns minutos até ficarem macios, mas crocantes. Adicione o arroz à panela com os legumes e misture bem para combinar os sabores. Despeje o caldo de legumes quente na panela, deixe ferver e abaixe o fogo. Tampe a panela e deixe cozinhar por 15/20 minutos até que o arroz esteja cozido e absorva todo o caldo. Ajuste o sal e a pimenta a gosto. Sirva quente como acompanhamento ou prato principal.

LASANHA VEGETARIANA COM BECHAMEL LIGHT

Tempo de preparação: 30 minutos

Tempos de cozimento: 40/45 minutos

Doses para 4 Pessoas

Ingredientes:

Folhas de lasanha: 250g

Abobrinha: 2

Berinjela: 1

Pimentas (várias cores): 2

Cogumelos (champignon ou outros): 200g

Tomates pelados: 400g Cebola: 1

Alho: 2 dentes

Azeite virgem extra: 3 colheres de sopa

Queijo ralado: 100g

Leite desnatado: 500ml

Farinha: 50g

Manteiga: 50g

Noz moscada: a gosto

Sal e pimenta a gosto

Preparação:

Corte os vegetais (abobrinha, berinjela, pimentão e cogumelos) em rodelas ou cubos. Numa frigideira, aqueça o azeite virgem extra e frite o alho e a cebola bem picados. Adicione os legumes picados e cozinhe até ficarem macios. Adicione os tomates pelados, tempere com sal e pimenta e cozinhe cerca de 10/15 minutos em fogo médio, até os legumes ficarem cozidos e o molho ficar espesso.

Prepare o molho bechamel: numa frigideira derreta a manteiga, junte a farinha e misture, a seguir deite o leite aos poucos, mexendo sempre. Cozinhe em fogo baixo até obter uma consistência cremosa. Adicione um pouco de noz-moscada ralada, sal e pimenta. Em uma assadeira, alterne camadas de massa de lasanha, legumes e bechamel. Finalize com uma camada de molho bechamel e polvilhe a superfície com queijo ralado. Asse a 180°C por aproximadamente 3.035 minutos ou até a superfície dourar. Deixe descansar alguns minutos antes de servir.

ESPAGUETE INTEGRAL COM TOMATE E MANJERICÃO

Tempo de preparação: 15 minutos

Tempos de cozimento: 10/12 minutos

Doses para 4 Pessoas

Ingredientes:

Espaguete Integral: 400g

Tomates maduros: 6

Alho: 2 dentes

Manjericão fresco: 1 cacho

Azeite virgem extra

de azeitona: 4 colheres de sopa

Sal a gosto

Preparação:

Cozinhe o espaguete integral em água fervente com sal seguindo as instruções da embalagem. Escorra-os al dente e reserve. Descasque e pique o alho. Corte os tomates em cubos e pique o manjericão fresco. Numa panela, aqueça o azeite extra virgem e frite o alho até dourar. Adicione os tomates picados e cozinhe em fogo médio por 10/15 minutos até obter um molho espesso. Adicione o manjericão picado e tempere com sal. Adicione o espaguete ao molho preparado, misture bem e sirva quente com algumas folhas frescas de manjericão como decoração.

RISOTO COM MORANGOS E TOMILHO FRESCO

Tempo de preparação: 10 minutos

Tempos de cozimento: 20/25 minutos

Doses para 4 Pessoas

Ingredientes:

Arroz arbóreo: 300g

Morangos maduros: 250g

Cebola: 1

Caldo de legumes: 1L

Vinho branco seco: 120ml

Manteiga: 50g

Parmesão ralado: 50g

Tomilho fresco: 23 raminhos

Azeite virgem extra: 2 colheres de sopa

Sal e pimenta a gosto

Preparação:

Limpe e corte os morangos em pedaços. Pique a cebola finamente. Numa panela, aqueça o caldo de legumes. Em outra panela, aqueça o azeite extra virgem, acrescente a cebola picada e frite até ficar translúcida. Adicione o arroz e toste por alguns minutos, depois acrescente o vinho branco seco e deixe o álcool evaporar. Adicione uma concha de caldo quente de cada vez ao arroz, mexendo sempre e acrescentando mais caldo à medida que vai sendo absorvido. A meio da cozedura do arroz (cerca de 10 minutos), adicione os morangos cortados em pedaços e continue a cozinhar o risoto até ficar al dente. No final do cozimento misture o risoto com a manteiga, acrescente o parmesão ralado e as folhas frescas de tomilho. Ajuste o sal e a pimenta a gosto. Servir quente.

MACARRÃO COM MOLHO DE MAÇÃ E LINGUIÇA DE LEGUMES

Tempo de preparação: 10 minutos

Tempos de cozimento: 20/25 minutos

Doses para 4 Pessoas

Ingredientes:

Massa a gosto (penne, fusilli,

ou outra massa curta): 400g

Maçãs de coalho: 2

Salsicha vegetal: 200g

Cebola: 1

Creme de cozinha (vegetal

se preferir): 200ml

Azeite virgem extra: 2 colheres de sopa

Sal e pimenta a gosto

Preparação:

Corte as maçãs e a cebola em cubos. Numa panela, aqueça o azeite virgem extra, acrescente a cebola picada e doure. Adicione as maçãs e cozinhe até ficarem macias. Adicione a linguiça vegetal picada à frigideira e doure. Adicione o creme de cozinha e cozinhe em fogo médio por alguns minutos até o molho engrossar. Entretanto, cozinhe a massa em bastante água e sal seguindo as instruções da embalagem. Escorra al dente e adicione ao molho na panela. Misture bem o macarrão com o molho e refogue por um minuto em fogo médio-alto para misturar os sabores. Sirva quente, possivelmente adicionando pimenta moída na hora como toque final.

SALADA DE ARROZ INTEGRAL COM MANGA E ABACATE

Tempos de preparação: 15/20 minutos

Tempos de cozimento: 30/40 minutos

Doses para 4 Pessoas

Ingredientes:

Arroz integral: 300g

Manga madura: 1

Abacate maduro: 2

Cebola roxa: 1

Suco de limão: 2 colheres de sopa

Coentro fresco: 1 cacho

Azeite virgem extra: 3 colheres de sopa

Sal e pimenta a gosto

Preparação:

Cozinhe o arroz integral em água fervente com sal seguindo as instruções da embalagem. Escorra al dente e deixe esfriar. Corte a manga, o abacate e a cebola roxa. Pique finamente os coentros frescos. Em uma tigela grande, misture o arroz integral resfriado, a manga, o abacate, a cebola roxa e o coentro fresco. Adicione o suco de limão, o azeite extra virgem, o sal e a pimenta. Misture delicadamente todos os ingredientes para não esmagar muito o abacate. Deixe a salada descansar na geladeira por cerca de 30 minutos antes de servir para que os sabores se misturem.

LINGUINE COM CREME ABACATE E TOMATE CEREJA

Tempos de preparação: 15/20 minutos

Tempos de cozimento: 10/12 minutos

Doses para 4 Pessoas

Ingredientes:

Linguine: 400g

Abacate maduro: 2

Tomate cereja: 250g

Alho: 2 dentes

Manjericão fresco: 1 cacho

Azeite virgem extra: 4 colheres de sopa

Sal e pimenta a gosto

Preparação:

Cozinhe o linguine em água fervente com sal seguindo as instruções da embalagem. Escorra-os al dente e reserve. Entretanto prepare o creme de abacate: descasque e retire o caroço aos abacates, coloque-os no liquidificador acrescentando um dente de alho, manjericão fresco, azeite virgem extra, sal e pimenta. Misture até obter um creme homogéneo. Corte os tomates cereja ao meio e pique finamente o outro dente de alho. Numa frigideira aqueça um pouco de azeite virgem extra, junte o alho picado e doure levemente. Adicione os tomates cereja e cozinhe por alguns minutos até começarem a soltar o suco. Adicione o linguine escorrido à panela com os tomates cereja, adicione o creme de abacate preparado e misture bem para misturar todos os sabores. Sirva o linguine com uma pitada de pimenta preta moída na hora e, se desejar, folhas de manjericão como guarnição.

RECEITAS
SEGUNDO PRATOS

SALMÃO ASSADO COM CROSTA DE ERVAS AROMÁTICAS

Tempos de preparação: 10/15 minutos

Tempos de cozimento: 15/20 minutos

Doses para 4 Pessoas

Ingredientes:

Filetes de salmão: 4

(cerca de 150g cada)

Pão ralado: 100g

Ervas aromáticas frescas

picado (salsa,

tomilho, alecrim, orégano): 3 colheres de sopa

Alho: 2 dentes finamente picados

Raspas de limão raladas: a partir de 1 limão

Sal e pimenta a gosto

Azeite virgem extra: 4 colheres de sopa

Preparação:

Pré-aqueça o forno a 180°C. Numa tigela, misture o pão ralado, as ervas aromáticas picadas, o alho, as raspas de limão raladas, o sal, a pimenta e o azeite virgem extra. Coloque os filés de salmão num tabuleiro forrado com papel manteiga. Espalhe a crosta de ervas uniformemente sobre os filés de salmão, pressionando suavemente com as mãos para ajudar a grudar. Asse em forno pré-aquecido por cerca de 15/20 minutos ou até que o salmão esteja cozido e a crosta fique dourada e crocante. Sirva quente acompanhado de rodelas de limão, se desejar.

FILÉ DE ROBALO EM PAPEL COM LEGUMES

Tempos de preparação: 15/20 minutos

Tempos de cozimento: 20/25 minutos

Doses para 4 Pessoas

Ingredientes:

Filetes de robalo: 4

Aboborinhas: 2, cortadas em rodelas finas

Tomates cereja: 200g, cortados ao meio

Cebola roxa: 1, em fatias finas

Salsa fresca: 1 cacho picado

Sal e pimenta a gosto

Folha de alumínio

Preparação:

Pré-aqueça o forno a 180°C. Divida os filés de robalo em 4 porções e coloque cada porção sobre papel alumínio grande o suficiente para embrulhar o peixe. Distribua as abobrinhas, os tomates cereja e as rodelas de cebola em cada filé de robalo. Polvilhe salsa fresca picada sobre o peixe e os legumes. Adicione sal e pimenta a gosto. Feche o papel alumínio para formar embalagens bem fechadas. Coloque os pacotes num tabuleiro e leve ao forno pré-aquecido durante cerca de 20/25 minutos ou até o robalo e os legumes estarem cozidos. Abra os pacotes com cuidado (cuidado com o vapor) e sirva quente diretamente em papel alumínio para manter o calor.

ATUM GRELHADO
COM MOLHO CÍTRICO

Tempos de preparação: 15/20 minutos

Tempos de cozimento: 6/8 minutos

Doses para 4 Pessoas

Ingredientes:

Filetes de atum fresco:

4 (aproximadamente 150g cada)

Raspas de limão e laranja raladas:

de 1 limão e 1 laranja

Suco de limão e laranja:

de 1 limão e 1 laranja

Azeite virgem extra: 4 colheres de sopa

Alho: 2 dentes finamente picados

Salsa fresca: 2 colheres de sopa picadas

Sal e pimenta a gosto

Preparação:

Pré-aqueça a grelha em fogo médio-alto. Numa tigela, misture as raspas de limão e de laranja raladas, o sumo de limão e de laranja, o azeite virgem extra, os alhos picados, a salsa fresca, o sal e a pimenta. Pincele os filés de atum com a marinada preparada e deixe marinar durante aproximadamente 1015 minutos. Grelhe os filés de atum por 34 minutos de cada lado ou até que estejam cozidos, mas ainda levemente rosados por dentro. Enquanto o atum grelha, você pode aquecer o restante da marinada em uma panela pequena até reduzir e virar um molho espesso. Sirva o atum grelhado com o molho cítrico preparado.

ESPETADOS DE CAMARÃO E VEGETAIS MISTAS

Tempos de preparação: 20/25 minutos (marinada incluída)

Tempos de cozimento: 810 minutos

Doses para 4 Pessoas

Ingredientes:

Camarões frescos sem casca: 1620

Pimentões de várias cores: 2, cortados em cubos

Cebola roxa: 1 picada

Aboborinhas: 2, cortadas em rodelas

Suco de limão: a partir de 1 limão

Azeite virgem extra: 4 colheres de sopa

Alho: 2 dentes finamente picados

Sal e pimenta a gosto

Espetos (madeira ou metal)

Preparação:

Numa tigela, misture o suco de limão, o azeite virgem extra, o alho picado, o sal e a pimenta. Coloque os camarões na marinada preparada e deixe marinar no frigorífico cerca de 15/20 minutos. Coloque os pimentões, a cebola e as abobrinhas nos palitos, alternando-os com os camarões marinados. Pré-aqueça a grelha em fogo médio-alto. Cozinhe os espetos na grelha quente por 34 minutos de cada lado ou até que os camarões estejam cozidos e os vegetais levemente dourados. Sirva os espetos quentes com suco de limão fresco, se desejar.

PEITO DE FRANGO LIMÃO COM ESPARGOS

Tempos de preparação: 10/15 minutos

Tempos de cozimento: 20/25 minutos

Doses para 4 Pessoas

Ingredientes:

Peito de Frango: 4 filés

Espargos: 1 cacho, partes duras removidas

Suco de limão: a partir de 2 limões

Raspas de limão raladas: a partir de 1 limão

Alho: 3 dentes finamente picados

Tomilho fresco: 2 colheres de sopa picadas

Azeite virgem extra: 4 colheres de sopa

Sal e pimenta a gosto

Preparação:

Pré-aqueça o forno a 200°C. Numa tigela, misture o suco de limão, as raspas de limão raladas, o alho picado, o tomilho fresco, o sal, a pimenta e o azeite virgem extra. Disponha os filés de peito de frango e os aspargos em uma assadeira. Despeje a marinada preparada por cima, cobrindo uniformemente o frango e os aspargos. Cozinhe no forno pré-aquecido por cerca de 20/25 minutos ou até que o frango esteja cozido e os aspargos macios. Depois de cozido, pode-se servir o peito de frango com aspargos quentes.

PERU ASSADO COM BATATAS E ALECRIM

Tempos de preparação: 20/25 minutos (marinada incluída)

Tempo de cozimento: 1 hora e 15 minutos

Doses para 4 Pessoas

Ingredientes:

Filé de peru: 800g

1kg Batatas: 4 médias, cortadas em rodelas grossas

Alecrim fresco: 34 raminhos

Alho: 3 dentes finamente picados

Azeite virgem extra: 4 colheres de sopa

Suco de limão: a partir de 1 limão

Sal e pimenta a gosto

Preparação:

Numa tigela, misture o azeite virgem extra, o suco de limão, o alho picado, o sal, a pimenta e o alecrim fresco. Marinar o filé de peru com esta mistura durante pelo menos 15/20 minutos. Pré-aqueça o forno a 180°C. Disponha as rodelas de batata em uma assadeira e coloque o filé de peru marinado por cima. Leve ao forno e cozinhe por cerca de 1 hora e 1 hora e 15 minutos, ou até que o peru esteja dourado e as batatas macias. Deixe descansar alguns minutos antes de cortar o peru em rodelas e servir com as batatas.

PEITO DE PATO ASSADO COM MOLHO DE FRUTAS VERMELHAS

Tempos de preparação: 15/20 minutos

(marinada incluída)

Tempos de cozimento: 20/25 minutos

Doses para 4 Pessoas

Ingredientes:

Peito de Pato: 4 filés

Frutas vermelhas (morangos, framboesas, mirtilos): 200g

Vinagre balsâmico: 2 colheres de sopa

Açúcar mascavo: 2 colheres de sopa

Vinho tinto: 1/2 xícara

Caldo de carne: 1/2 xícara

Alecrim fresco: 2 raminhos

Sal e pimenta a gosto

Preparação:

Pré-aqueça o forno a 200°C. Marque levemente a pele dos filés de pato, evitando cortar a carne. Tempere com sal e pimenta e deixe marinar durante pelo menos 15/20 minutos. Numa panela aqueça o vinagre balsâmico e o açúcar mascavo até que o açúcar se dissolva. Adicione as frutas vermelhas e cozinhe por alguns minutos até que as frutas comecem a liberar o suco. Adicione o vinho tinto e o caldo de carne e deixe o molho reduzir até ficar um pouco espesso. Em uma frigideira antiaderente quente, coloque os filés de peito de pato com a pele voltada para baixo e cozinhe por 3/4 minutos de cada lado para obter cozimento médio ou ao seu gosto. Asse os filés de pato no forno pré-aquecido por cerca de 5/7 minutos ou até ficarem cozidos ao seu gosto. Depois de cozidos, sirva os filés de peito de pato quentes acompanhados do molho de frutas vermelhas preparado.

ESCALOPPINA DE VITELA COM MARSALA COM COGUMELOS

Tempos de preparação: 20/25 minutos

Tempos de cozimento: 15/20 minutos

Doses para 4 Pessoas

Ingredientes:

Vieiras de vitela: 8

Cogumelos champignon: 250g, cortados em rodelas

Marsala: 1 xícara

Caldo de carne: 1/2 xícara

Farinha: 3 colheres de sopa

Manteiga: 4 colheres de sopa

Azeite virgem extra: 2 colheres de sopa

Salsa fresca: 2 colheres de sopa picadas

Sal e pimenta a gosto

Preparação:

Em uma frigideira, aqueça o azeite extra-virgem e 2 colheres de sopa de manteiga em fogo médio-alto. Cubra levemente as vieiras com farinha e coloque-as na frigideira quente, cozinhe por 2/3 minutos de cada lado até dourar. Retire as vieiras da frigideira e reserve. Na mesma panela, adicione 2 colheres de sopa de manteiga e cozinhe os cogumelos até ficarem macios e dourados. Adicione o Marsala e o caldo de carne. Deixe cozinhar até o molho engrossar um pouco. Pegue as vieiras e coloque-as novamente na panela com os cogumelos e o molho Marsala, deixando temperar por mais 5 minutos em fogo médio/baixo. Adicione a salsa fresca picada e misture bem. Sirva as vieiras quentes com o molho de cogumelos por cima.

PRATOS À BASE DE TOFU OU SEITAN

TOFU SALGADO COM

LEGUMES NO WOK

Tempos de preparação: 15/20 minutos

Tempos de cozimento: 10/15 minutos

Doses para 4 Pessoas

Ingredientes:

Tofu: 400g, escorrido e cortado em cubos

Mistura de legumes à sua escolha (pimentão, cenoura,

abobrinhas, cebolas, brócolis): 500g,

corte em juliana ou cubos

Molho de soja: 3 colheres de sopa

Óleo de gergelim: 2 colheres de sopa

Alho: 2 dentes finamente picados

Gengibre fresco: 1 colher de sopa ralada

Sementes de gergelim torradas: 1 colher de sopa (opcional)

Sal e pimenta:

Preparação:

Em uma frigideira ou wok, aqueça o óleo de gergelim em fogo médio-alto. Adicione o alho e o gengibre ralado e frite por cerca de 1 minuto ou até ficar perfumado. Adicione o tofu picado e refogue até dourar por todos os lados, isso levará cerca de 5/7 minutos. Adicione os legumes cortados em juliana ou em cubos e continue salteando tudo por mais 5/8 minutos até que os legumes estejam cozidos, mas ainda crocantes. Despeje o molho de soja, misture bem e certifique-se de que todos os ingredientes estejam bem temperados. Se desejar, adicione sementes de gergelim torradas por cima do prato antes de servir.

SEITAN NA PAN-FED COM PIMENTÕES E CEBOLAS

Tempos de preparação: 15/20 minutos

Tempos de cozimento: 10/15 minutos

Doses para 4 Pessoas

Ingredientes:

Seitan: 400g, cortado em fatias finas

Pimentões de várias cores: 2, cortados em tiras

Cebolas: 2 médias, em fatias finas

Alho: 2 dentes finamente picados

Azeite virgem extra: 3 colheres de sopa

Molho de soja: 2 colheres de sopa

Páprica: 1 colher de chá

Pimenta preta: a gosto

Salsa fresca: 2 colheres de sopa,
picado (opcional)

Sal a gosto

Preparação:

Em uma frigideira grande, aqueça o azeite extra virgem em fogo médio-alto. Adicione o alho picado e frite por cerca de 1 minuto ou até dourar e perfumado. Adicione as fatias de seitan e doure-as por 3/5 minutos até dourar levemente. Adicione as cebolas listradas e os pimentões à panela. Continue cozinhando por mais 5 a 8 minutos ou até que os vegetais estejam cozidos, mas ainda crocantes. Adicione o molho de soja, a páprica, a pimenta preta e misture bem. Adicione sal se necessário e, se desejar, polvilhe salsa fresca picada sobre o prato antes de servir.

TOFU ASSADO COM MOLHO DE TOMATE E MANJERICÃO

Tempos de preparação: 20/25 minutos

Tempos de cozimento: 25/30 minutos

Doses para 4 Pessoas

Ingredientes:

Tofu: 500g, escorrido e

corte em fatias grossas

Tomates em cubos: 400g

(enlatado ou fresco)

Alho: 3 dentes finamente picados

Manjericão fresco: 1 cacho picado

Azeite virgem extra: 3 colheres de sopa

Sal e pimenta:

Preparação:

Pré-aqueça o forno a 180°C. Numa tigela, misture os tomates picados com o alho picado, o manjericão fresco, o sal, a pimenta e duas colheres de azeite virgem extra. Coloque as fatias de tofu em uma assadeira levemente untada com óleo. Despeje o molho de tomate preparado por cima, certificando-se de cobrir o tofu por igual. Asse o tofu no forno pré-aquecido por cerca de 25/30 minutos ou até o molho engrossar um pouco e o tofu dourar. Depois de cozido, sirva o tofu assado com o molho de tomate e manjericão por cima.

SEITAN EM MOLHO DOCE E AZEDO COM ARROZ BASMATI

Tempos de preparação: 20/25 minutos

Tempos de cozimento: 15/20 minutos

Doses para 4 Pessoas

Ingredientes:

Seitan: 400g, cortado em cubos ou fatias

Arroz basmati: 300g

Pimentões de várias cores: 2, cortados em tiras

Cebola: 1 grande, em fatias finas

Vinagre de maçã: 3 colheres de sopa

Açúcar mascavo: 2 colheres de sopa

Molho de soja: 2 colheres de sopa

Azeite virgem extra: 3 colheres de sopa

Gengibre fresco: 1 colher de sopa ralada

Alho: 2 dentes finamente picados

Pimenta preta: a gosto Sal: a gosto

Preparação:

Cozinhe o arroz basmati conforme as instruções da embalagem e reserve. Em uma panela, aqueça o azeite extra virgem em fogo médio-alto. Adicione o alho picado, o gengibre ralado, os pimentões listrados e as cebolas em rodelas. Frite por cerca de 3/5 minutos ou até os legumes ficarem macios. Adicione o seitan picado e deixe cozinhar por mais 5/7 minutos até dourar levemente. Em uma tigela separada, misture o vinagre de maçã, o açúcar mascavo, o molho de soja, uma pitada de sal e a pimenta-do-reino. Despeje a mistura de molho agridoce sobre o seitan e os vegetais fritos. Deixe cozinhar por mais 35 minutos até o molho engrossar um pouco e o seitan ficar bem cozido. Sirva o seitan com molho agridoce sobre o arroz basmati previamente preparado.

PRATOS À BASE DE CARNE VERMELHA MAGRA

BIFE DE CARNE GRELHADO COM ACOMPANHAMENTO DE VEGETAIS

Tempos de preparação: 10/15 minutos (marinada incluída)

Tempos de cozimento: 10/15 minutos

Doses para 2 Pessoas

Ingredientes:

Bife de carne: 2 pedaços (250g cada)

Abobrinhas: 2, cortadas em fatias longas

Pimentões de várias cores: 2, cortados em tiras

Berinjela: 1, fatiada

Tomates: 2, cortados ao meio

Azeite virgem extra: 3 colheres de sopa

Alho: 2 dentes finamente picados

Alecrim fresco: 2 raminhos

Sal e pimenta a gosto

Preparação:

Pré-aqueça a grelha ou a assadeira em fogo médio-alto. Tempere os bifes com azeite virgem extra, alho picado, alecrim fresco, sal e pimenta. Deixe marinar por cerca de 10/15 minutos. Grelhe os bifes por 35 minutos de cada lado (dependendo da espessura desejada e do cozimento preferido). Entretanto, pincele os legumes (abobrinha, pimentão, berinjela e tomate) com azeite. Coloque os legumes na grelha e cozinhe-os durante cerca de 3/5 minutos de cada lado, até ficarem bem marcados e macios. Depois de cozidos, sirva como acompanhamento os bifes grelhados com legumes.

GUISADO DE CARNE COM BATATA DOCE

Tempos de preparação: 20/25 minutos

Tempos de cozimento: 1 hora

Doses para 4 Pessoas

Ingredientes:

Carne para Ensopado:

800g cortados em cubos

Batata doce: 3 médias cortadas em cubos

Cebola: 1 grande, picadinha

Alho: 3 dentes finamente picados

Caldo de carne: 2 xícaras

Tomates em cubos: 1 lata (400g)

Azeite virgem extra: 3 colheres de sopa

Alecrim fresco: 2 raminhos

Sal e pimenta a gosto

Preparação:

Em uma panela grande, aqueça o azeite extra virgem em fogo médio-alto. Adicione a cebola e o alho picados e frite por 2/3 minutos até dourar. Adicione a carne em cubos e doure até dourar por todos os lados. Adicione a batata-doce em cubos, o tomate em cubos, o caldo de carne, o alecrim fresco, o sal e a pimenta. Deixe ferver tudo, reduza o fogo e deixe cozinhar por cerca de 1 hora e 1 hora e 15 minutos ou até que a carne e as batatas estejam macias. Depois de pronto, sirva o ensopado de carne com batata-doce bem quente.

FILÉ DE PORCO COM MOLHO DE MAÇÃ E CANELA

Tempos de preparação: 15/20 minutos (marinada incluída)

Tempos de cozimento: 20/25 minutos

Doses para 4 Pessoas

Ingredientes:

Filé de porco: 4 pedaços (200g cada)

Maçãs: 2 grandes, descascadas e cortadas em rodelas

Cebola: 1 média, em fatias finas

Canela em pó: 1 colher de chá

Manteiga: 3 colheres de sopa

Caldo de carne: 1/2 xícara

Sal e pimenta a gosto

Preparação:

Pré-aqueça o forno a 180°C. Tempere os filés de porco com sal, pimenta e canela em pó. Deixe marinar por cerca de 10/15 minutos. Em uma frigideira, derreta a manteiga em fogo médio-alto. Adicione as rodelas de porco e doure-as por 2/3 minutos de cada lado até dourar. Retire a carne de porco da assadeira e coloque-a em uma assadeira. Na mesma panela, adicione as rodelas de maçã e as rodelas de cebola. Cozinhe por 3/5 minutos até ficar macio e levemente dourado. Adicione o caldo de carne à panela e misture bem. Despeje esta mistura sobre os lombinhos de porco na assadeira. Asse no forno pré-aquecido por cerca de 15/20 minutos ou até que a carne de porco esteja completamente cozida e as maçãs macias e caramelizadas. Depois de cozido, sirva o lombo de porco com as maçãs e o molho de canela por cima.

PERU ASSADO COM ERVAS AROMÁTICAS

Tempos de preparação: 20/25 minutos (marinada incluída)

Tempos de cozimento: 1 hora

Doses para 46 pessoas

Ingredientes:

Peito de peru: 1,5 kg

Alecrim fresco: 2 raminhos

Sálvia fresca: 4 folhas

Tomilho fresco: 2 raminhos

Alho: 4 dentes esmagados

Suco de limão: 3 colheres de sopa

Azeite virgem extra: 4 colheres de sopa

Sal e pimenta a gosto

Preparação:

Pré-aqueça o forno a 180°C. Numa tigela, misture o azeite virgem extra com o sumo de limão, as ervas aromáticas (alecrim, sálvia, tomilho), os dentes de alho esmagados, o sal e a pimenta. Massageie esta marinada no peito de peru e deixe marinar por pelo menos 15/20 minutos. Coloque o peru em uma assadeira e leve ao forno pré-aquecido. Cozinhe por aproximadamente 1 hora, 1 hora e 15 minutos ou até que o peru atinja uma temperatura interna de 165°F. Depois de cozido, deixe o peru descansar alguns minutos antes de fatiar e servir.

OMELETA COM MISTA DE COGUMELOS E SALSA

Tempos de preparação: 10/15 minutos

Tempos de cozimento: 15/20 minutos

Doses para 4 Pessoas

Ingredientes: Ovos: 8 grandes

Cogumelos mistos (porcini, champignon, pleurotus): 400g, limpo e cortado em rodelas

Cebola: 1 média, picadinha

Salsa fresca: 2 colheres de sopa picadas

Queijo ralado (parmesão ou pecorino): 4 colheres de sopa

Azeite virgem extra: 2 colheres de sopa

Sal e pimenta a gosto

Preparação:

Em uma frigideira antiaderente, aqueça o azeite extra virgem em fogo médio. Adicione as cebolas picadas e os cogumelos. Cozinhe por 5/7 minutos até que os cogumelos estejam dourados e a água tenha evaporado. Drene o excesso de líquido. Numa tigela, bata os ovos com o queijo ralado, a salsa fresca picada, o sal e a pimenta. Adicione os cogumelos e as cebolas à tigela com os ovos batidos. Misture tudo bem. Aqueça outra frigideira antiaderente levemente untada com óleo ou manteiga. Despeje a mistura de ovo e cogumelos. Cozinhe a omelete em fogo médio-baixo por cerca de 10/15 minutos ou até que esteja bem firme. Você pode cobrir a panela com uma tampa para ajudar no cozimento uniforme. Depois de cozida dos dois lados, transfira a omelete para um prato de servir e corte-a em rodelas para servir.

OVOS EM COZIDOS COM ESPINAFRE E QUEIJO

Tempos de preparação: 15/20 minutos

Tempos de cozimento: 15/20 minutos

Doses para 4 Pessoas

Ingredientes:

Ovos: 8 médios

Espinafre fresco: 400g, lavado e cortado em tiras

Queijo a gosto (por exemplo, queijo gruyère, cheddar, mussarela):

100g, cortado em cubos ou ralado

Creme de cozinha: 6 colheres de sopa

Manteiga: 1 colher de sopa

Noz moscada: a gosto

Sal e pimenta a gosto

Preparação

Pré-aqueça o forno a 180°C. Unte levemente
caçarolas com manteiga ou tigelas pequenas
que possam ir ao forno. Distribua o espinafre
fresco uniformemente nas caçarolas.
Adicione o queijo ralado ou em cubos por
cima do espinafre. Adicione 1 colher de sopa
de creme de leite a cada cocotte por cima do
queijo. Quebre um ovo para cada cocotte
sem quebrar a gema. Adicione uma pitada de
sal, pimenta e noz-moscada a cada ovo.
Coloque as cocottes em uma assadeira e
despeje um pouco de água quente na panela
ao redor das cocottes. Asse as cocottes no
forno pré-aquecido por cerca de 15/20
minutos ou até que as claras estejam sólidas
e as gemas tenham a consistência desejada.
Depois de prontos, sirva os ovos em cocottes
quentes acompanhados de pão torrado ou
crocante para molhar.

OMELETE COM TOMATE CEREJA E MANJERICÃO FRESCO

Tempo de preparação: 10/15 minutos

Tempos de cozimento: 5/7 minutos

Doses para 4 Pessoas

Ingredientes:

Ovos: 6 grandes

Tomates cereja: 8, cortados ao meio

Manjericão fresco: 8 folhas,

corte em tiras finas

Queijo a gosto (por exemplo, mussarela,

queijo fresco): 50g, cortado

cortado em cubos ou ralado

Azeite virgem extra: 1 colher de sopa

Sal e pimenta a gosto

Preparação:

Numa tigela, bata os ovos com uma pitada de sal e pimenta. Aqueça o azeite extra virgem em uma frigideira antiaderente em fogo médio. Despeje os ovos batidos na frigideira quente. Quando a borda da omelete começar a endurecer, adicione os tomates cereja cortados ao meio, o manjericão fresco e o queijo por cima da metade da omelete. Com uma espátula, dobre a outra metade da omelete sobre o recheio e cozinhe por mais 1/2 minuto até o queijo derreter e a omelete dourar. Com a ajuda da espátula, transfira a omelete para um prato e sirva quente.

OVOS MEXIDOS COM ESPARGOS E BACON LIGHT

Tempos de preparação: 10/15 minutos

Tempos de cozimento: 10/12 minutos

Doses para 4 Pessoas

Ingredientes:

Ovos: 8 médios

Espargos: 20 talos cortados em pedaços pequenos

Bacon light ou defumado:

100 g, cortado em cubos

Queijo a gosto (por exemplo, pecorino,

parmesão): 50g, ralado

Manteiga: 1 colher de sopa

Leite: 2 colheres de sopa

Sal e pimenta:

Preparação:

Em uma panela, doure o bacon em fogo médio até dourar. Adicione os aspargos cortados e cozinhe por 5/7 minutos até ficarem macios. Deixe de lado. Numa tigela, bata os ovos com o leite, uma pitada de sal e pimenta. Aqueça a manteiga em uma frigideira antiaderente em fogo médio. Despeje os ovos batidos na frigideira quente. Quando os ovos começarem a endurecer, adicione o bacon e os aspargos por cima dos ovos. Continue a misturar delicadamente os ovos até que adquiram uma consistência cremosa. Adicione o queijo ralado por cima dos ovos mexidos e misture rapidamente. Sirva ovos mexidos quentes acompanhados de pão torrado ou crocante.

HAMBÚRGUER DE QUINOA E FEIJÃO COM ACOMPANHAMENTO DE VEGETAIS

Tempo de preparação: 20 minutos

Tempos de cozimento: 25 minutos

Doses para 4 Pessoas

Ingredientes:

Quinoa: 1 xícara, já cozida

Feijão preto: 400g, escorrido e enxaguado

Cebola: 1 média, picadinha

Pão ralado: ½ xícara

Ovo: 1 grande

Páprica: 1 colher de chá

Cominho em pó: 1 colher de chá

Sal e pimenta a gosto

Pão de hambúrguer: 4 pedaços

Alface, tomate,

pepinos fatiados para enfeitar

Preparação:

Numa tigela grande, amasse o feijão preto cozido e adicione a quinoa, a cebola picada, o pão ralado, o ovo, a páprica, o cominho em pó, o sal e a pimenta. Misture bem até obter uma mistura homogênea. Forme quatro hambúrgueres com a mistura obtida. Aqueça uma frigideira antiaderente em fogo médio. Cozinhe os hambúrgueres de quinoa e feijão por 5 minutos de cada lado ou até dourar. Torre levemente os pães de hambúrguer. Monte os hambúrgueres de quinoa e feijão em pães torrados e decore com folhas de alface, rodelas de tomate e pepino. Servir quente.

CAÇAROLA DE VEGETAIS ASSADA COM BATATAS DOCES

Tempos de preparação: 20/25 minutos

Tempos de cozimento: 35/40 minutos

Doses para 46 pessoas

Ingredientes:

Batata doce: 3 médias, descascadas

e corte em fatias finas

Abobrinhas: 2 médias, cortadas em fatias finas

Berinjela: 1 grande em fatias finas

Tomates: 34 grandes, cortados em rodelas

Mussarela ou queijo de sua preferência: 200g cortado em cubos

Manjericão fresco: algumas folhas

Azeite virgem extra: 3 colheres de sopa

Sal e pimenta a gosto

Preparação:

Pré-aqueça o forno a 180°C. Em uma assadeira, arrume uma camada de rodelas de batata-doce, seguida por uma camada de abobrinha, berinjela e rodelas de tomate. Adicione sal, pimenta e folhas de manjericão entre as camadas de vegetais. Repita o mesmo processo até que todos os vegetais se esgotem. Asse a caçarola de legumes por cerca de 35/40 minutos ou até que os legumes estejam macios e levemente dourados na superfície. Poucos minutos após o cozimento, coloque os cubos de mussarela ou outro queijo na caçarola e cozinhe gratinado até o queijo derreter e dourar levemente. Depois de cozido, sirva a caçarola de legumes assada como acompanhamento.

CARIL DE LENTILHA E BATATA DOCE

Tempos de preparação: 15/20 minutos

Tempos de cozimento: 30/35 minutos

Doses para 4 Pessoas

Ingredientes:

Lentilhas Vermelhas: 1 xícara, enxaguadas

Batata doce: 2 médias,

descascado e cortado em cubos

Cebola: 1 grande, picadinha

Alho: 2 dentes picados

Gengibre fresco: 1 colher de chá ralado

Caril em pó: 2/3 colheres de chá

Leite de coco: 1 lata (400 ml)

Caldo de legumes: 2 xícaras

Azeite virgem extra: 2 colheres de sopa

Sal e pimenta a gosto

Coentro ou salsa fresca

para enfeitar (opcional)

Preparação:

Em uma panela grande, aqueça o azeite extra virgem em fogo médio. Adicione a cebola, o alho e o gengibre e cozinhe por 2/3 minutos até dourar. Adicione o curry em pó e mexa por um minuto. Adicione a batata-doce cortada em cubos, as lentilhas vermelhas enxaguadas, o leite de coco e o caldo de legumes. Leve tudo para ferver. Reduza o fogo e deixe cozinhar em fogo médio-baixo por 25/30 minutos ou até que as batatas e as lentilhas estejam macias e o curry atinja a consistência desejada. Adicione sal e pimenta a seu gosto. Sirva o caril de lentilhas e batata doce quente, guarnecido com coentros frescos ou salsa se desejar. Você pode servir com arroz basmati ou pão naan.

ALMÔNDEGAS VEGANAS DE FEIJÃO E QUINOA

Tempos de preparação: 20/25 minutos

Tempos de cozimento: 20/25 minutos

Doses para 4 Pessoas

Ingredientes:

Feijão preto: 400g, escorrido e enxaguado

Quinoa cozida: 1 xícara

Cebola: 1 média, picadinha

Alho: 2 dentes, pão ralado picado: ½ xícara

Salsa fresca: 2 colheres de sopa picadas

Páprica: 1 colher de chá Sal e pimenta: a gosto, Cominho em pó: 1 colher de chá

Azeite virgem extra: 2 colheres de sopa

Preparação:

Pré-aqueça o forno a 180°C e forre uma

assadeira com papel manteiga. Em uma tigela, amasse grosseiramente o feijão preto cozido. Adicione a quinoa cozida, a cebola picada, o alho, o pão ralado, a salsa fresca, o colorau, o cominho em pó, o sal e a pimenta ao puré de feijão. Misture bem até obter uma mistura homogênea. Forme almôndegas com a mistura e coloque-as no tabuleiro forrado com papel manteiga. Cozinhe no forno pré-aquecido por 20/25 minutos ou até as almôndegas dourarem. Depois de prontos, sirva as almôndegas veganas de feijão e quinoa quentes, acompanhando-as com um molho de sua preferência ou um molho vegano de acompanhamento. Preparação do Molho de Tomate: Numa frigideira, aqueça o azeite em fogo médio. Adicione a cebola e o alho e refogue um pouco. Adicione os tomates pelados e o manjericão. Deixe cozinhar em fogo médio-baixo por cerca de 10/15 minutos até o molho engrossar. Tempere com sal e pimenta a gosto. Despeje o molho de tomate sobre as almôndegas de lentilha antes de servir.

PERU ASSADO COM ERVAS AROMÁTICAS

Tempo de preparação: 15 minutos

Tempo de cozimento: 1 hora e 30 minutos

Doses para 46 pessoas

Ingredientes:

Peito de peru: 1, inteiro

Alecrim fresco: alguns raminhos

Sálvia fresca: algumas folhas

Tomilho fresco: algumas folhas

Alho: 45 dentes picados

Manteiga: 50g, em temperatura ambiente

Azeite: 23 colheres de sopa

Sal e pimenta a gosto

Preparação:

Pré-aqueça o forno a 180°C. Em uma tigela, misture a manteiga em temperatura ambiente com o alho picado e as ervas frescas. Tempere o peito de peru com sal e pimenta. Levante delicadamente a pele do peru e espalhe a mistura de manteiga e ervas sob a pele, massageando bem. Pincele a superfície do peru com um pouco de azeite. Coloque o peito de peru em uma assadeira e cozinhe por aproximadamente 1 hora e 30 minutos ou até a temperatura interna atingir 75/80°C e a superfície ficar dourada. Deixe descansar alguns minutos antes de fatiar o peru e servir.

RECEITAS LATERAL

SALADA DE QUINOA PRIMAVERA

Tempo de preparo: 30 minutos

Tempo de cozimento: 20 minutos

Doses: 4 pessoas

Ingredientes:

Para a quinoa:

150g de quinoa

300 ml de água

1/2 colher de chá de sal

1 colher de sopa de azeite extra virgem

Para os vegetais:

200 g de aspargos, 150 g de ervilhas

100 g de cenoura, 1 abobrinha

Para o molho de iogurte de limão:

150 g de iogurte grego

1 colher de sopa de suco de limão

1/2 colher de chá de mostarda Dijon

1/4 colher de chá de sal, pimenta a gosto

1 colher de sopa de ervas frescas picadas

(manjericão, hortelã, cebolinha)

Para enfeitar: sementes de gergelim

Folhas de hortelã fresca

Preparação:

Cozinhe a quinoa: enxágue a quinoa em água corrente. Em uma panela, misture a quinoa, a água e o sal. Deixe ferver, tampe e cozinhe em fogo baixo por cerca de 15 minutos, até que a água seja completamente absorvida. Retire do fogo e deixe descansar por 5 minutos. Prepare os legumes: lave e limpe os legumes. Corte os espargos em pedaços pequenos, descasque as ervilhas, as cenouras e a abobrinha em rodelas finas. Legumes a vapor: Cozinhe os legumes no vapor por cerca de 5 a 10 minutos, até macio, mas ainda crocante. Faça o molho de iogurte de limão: Em uma tigela, misture o iogurte grego, o suco de limão, a mostarda Dijon, o sal, a pimenta e as ervas frescas picadas. Monte a salada: Em uma tigela grande, misture a quinoa cozida, os legumes cozidos no vapor e o molho de iogurte de limão. Mexa delicadamente para combinar os ingredientes. Enfeite: decore com sementes de gergelim e folhas de hortelã fresca. Servir: Sirva a salada em temperatura ambiente ou quente.

VEGETAIS COZIDOS NO VAPOR COM MOLHO DE IOGURTE DE LIMÃO

Tempo de preparo: 20 minutos

Tempo de cozimento: 10 minutos

Doses: 4 pessoas

Ingredientes:

Para os vegetais:

200 g de vegetais mistos

(opção de brócolis, couve-flor,

cenoura, feijão verde, abobrinha)

Para o molho de iogurte de limão:

150 g de iogurte grego

1 colher de sopa de suco de limão

1/2 colher de chá de mostarda Dijon

1/4 colher de chá de sal

Pimenta conforme necessário

1 colher de sopa de ervas frescas picadas
(manjericão, hortelã, cebolinha)

Preparação:

Legumes a vapor: lave e limpe os legumes. Corte-os em pedaços de tamanhos semelhantes. Cozinhe os legumes no vapor por cerca de 5 a 10 minutos, até que estejam macios, mas ainda crocantes. Prepare o molho de iogurte de limão: numa tigela, misture o iogurte grego, o suco de limão, a mostarda Dijon, o sal, a pimenta e as ervas frescas picadas. Monte o prato: disponha os legumes cozidos no vapor em uma travessa. Regue os legumes com o molho de iogurte de limão. Servir: Sirva os legumes cozidos no vapor com molho de iogurte de limão bem quente, como acompanhamento.

SALADA DE ESPINAFRE COM AMÊNDOAS E MORANGOS

Tempo de preparo: 15 minutos

Doses: 4 pessoas

Ingredientes:

200 g de espinafre fresco

150g de morangos

50 g de amêndoas em flocos torradas

50 g de queijo feta esfarelado

1 cebola roxa pequena, picada finamente

1 colher de sopa de azeite extra virgem

Suco de limão (a gosto)

Sal e pimenta a gosto

Preparação:

Lave bem o espinafre e os morangos. Seque bem com um pano de prato. Corte os morangos ao meio ou em quartos, dependendo do tamanho. Em uma tigela grande, misture o espinafre, os morangos, as amêndoas lascadas, o queijo feta esfarelado e a cebola picada. Tempere com azeite extra virgem, suco de limão, sal e pimenta a gosto. Mexa delicadamente para combinar os ingredientes. Sirva imediatamente a salada de espinafre com amêndoas e morangos.

BATATAS DOCES ASSADAS COM ERVAS AROMÁTICAS

Tempo de preparo: 15 minutos

Tempo de cozimento: 45 minutos

Doses: 4 pessoas

Ingredientes:

4 batatas doces

2 colheres de sopa de azeite extra virgem

1 colher de sopa de ervas aromáticas

picado (alecrim, tomilho, sálvia)

Sal e pimenta a gosto

Preparação:

Pré-aqueça o forno a 200°C. Lave e seque bem as batatas-doces. Descasque as batatas-doces (opcional: também pode deixá-las com casca para maior teor de fibras) e corte-as em cubos de cerca de 2 cm. Em uma tigela grande, misture a batata-doce, o azeite virgem extra, as ervas picadas, o sal e a pimenta a gosto. Misture bem para distribuir uniformemente o tempero. Coloque as batatas-doces num tabuleiro forrado com papel manteiga. Leve ao forno durante cerca de 45 minutos, virando as batatas a meio da cozedura, até ficarem douradas e crocantes por fora e macias por dentro. Sirva como acompanhamento a batata-doce assada com ervas quentes.

COUVE-FLOR ASSADA COM CÚRCUMA E PÁPRICA

Tempo de preparo: 20 minutos

Tempo de cozimento: 40 minutos

Doses: 4 pessoas

Ingredientes:

1 couve-flor média

2 colheres de sopa de azeite extra virgem

1 colher de chá de açafrão em pó

1/2 colher de chá de páprica doce

1/2 colher de chá de sal

Pimenta conforme necessário

Preparação

Pré-aqueça o forno a 200°C. Corte a couve-flor em floretes de tamanho médio. Em uma tigela grande, misture os floretes de couve-flor, o azeite de oliva extra virgem, o açafrão em pó, a páprica doce, o sal e a pimenta. Misture bem para distribuir uniformemente o tempero. Disponha os floretes de couve-flor em uma assadeira forrada com papel manteiga. Leve ao forno por cerca de 40 minutos, virando os floretes na metade do cozimento, até ficarem dourados e crocantes por fora e macios por dentro. Sirva a couve-flor assada com açafrão e páprica quente como acompanhamento.

ABOBRINHA GRELHADA COM PESTO DE MANJERICÃO

Tempo de preparo: 15 minutos

Tempo de cozimento: 10 minutos

Doses: 4 pessoas

Ingredientes:

2 abobrinhas médias

2 colheres de sopa de azeite extra virgem

Sal e pimenta a gosto

Para o pesto de manjericão:

50 g de folhas frescas de manjericão

20 g de pinhões

2 dentes de alho

50g de parmesão ralado

100 ml de azeite extra virgem

Sal a gosto

Preparação

Lave e seque cuidadosamente as abobrinhas. Corte as abobrinhas em rodelas longitudinais com cerca de 1 cm de espessura. Numa tigela, misture as abobrinhas, o azeite virgem extra, o sal e a pimenta a gosto. Misture bem para distribuir uniformemente o tempero. Aqueça uma grelha ou frigideira antiaderente. Grelhe as abobrinhas por cerca de 5 minutos de cada lado, até dourar e grelhar. Enquanto isso, prepare o pesto de manjericão: no liquidificador, misture as folhas de manjericão, os pinhões, os dentes de alho, o Parmigiano Reggiano ralado, o azeite virgem extra e o sal. Misture até obter um pesto cremoso. Disponha as abobrinhas grelhadas num prato de servir. Regue as abobrinhas com o pesto de manjericão. Sirva as abobrinhas grelhadas com pesto de manjericão bem quente.

FEIJÃO VERDE SALGADO COM ALHO E AMÊNDOAS

Tempo de preparo: 15 minutos

Tempo de cozimento: 10 minutos

Doses: 4 pessoas

Ingredientes:

250 g de feijão verde

2 colheres de sopa de azeite extra virgem

2 dentes de alho picados finamente

50 g de amêndoas em flocos

Sal e pimenta a gosto

Preparação:

Lave e corte o feijão verde. Ferva o feijão verde em água fervente com sal por cerca de 5 minutos, até ficar macio, mas ainda crocante. Escorra o feijão verde e deixe esfriar. Aqueça o azeite extra virgem em uma panela. Refogue o alho picado por um minuto, até dourar. Adicione o feijão verde cozido e as amêndoas fatiadas. Frite por alguns minutos, mexendo sempre, até que o feijão verde esteja bem temperado e as amêndoas torradas. Sirva o feijão verde salteado com alho e amêndoas quente como acompanhamento.

ALCACHOFRAS COZIDAS NO VAPOR COM MOLHO DE MOSTARDA E MEL

Tempo de preparo: 20 minutos

Tempo de cozimento: 20 minutos

Doses: 4 pessoas

Ingredientes:

4 alcachofras

1 limão

2 colheres de sopa de azeite extra virgem

Sal e pimenta a gosto

Para o molho de mostarda e mel:

2 colheres de sopa de mostarda Dijon

2 colheres de sopa de mel

1 colher de sopa de suco de limão

2 colheres de sopa de azeite extra virgem

Sal e pimenta a gosto

Preparação:

Limpe as alcachofras: retire as folhas externas duras, corte o caule e as pontas dos espinhos. Descasque as alcachofras com uma faca afiada, tomando cuidado para não escurecer. Mergulhe as alcachofras limpas em água acidulada com suco de limão para evitar que escureçam. Cozinhe as alcachofras no vapor por cerca de 20 minutos, até ficarem macias. Enquanto isso, prepare o molho de mostarda e mel: em uma tigela, misture a mostarda Dijon, o mel, o suco de limão, o azeite virgem extra, o sal e a pimenta a gosto. Escorra as alcachofras cozidas no vapor. Disponha as alcachofras em um prato de servir. Regue as alcachofras com o molho de mostarda e mel. Sirva as alcachofras cozidas no vapor com molho de mostarda e mel bem quente como acompanhamento.

TOMATES ASSADOS COM MANJERICÃO E QUEIJO FETA

Tempo de preparo: 15 minutos

Tempo de cozimento: 20 minutos

Doses: 4 pessoas

Ingredientes:

500 g de tomate cereja

2 colheres de sopa de azeite extra virgem

Sal e pimenta a gosto

100g de queijo feta esfarelado

Manjericão fresco picado (a gosto)

Preparação:

Pré-aqueça o forno a 200°C. Lave e seque os tomates cereja. Disponha os tomates cereja em uma assadeira forrada com papel manteiga. Tempere os tomates cereja com azeite extra virgem, sal e pimenta a gosto. Leve ao forno por cerca de 20 minutos, até os tomates cereja ficarem levemente murchos e dourados. Retire os tomates cereja do forno e polvilhe-os com o molho do cozimento. Adicione o queijo feta esfarelado e o manjericão fresco picado. Misture delicadamente e sirva os tomates cereja assados com manjericão e queijo feta quentes ou em temperatura ambiente.

COGUMELOS SALGADOS COM SALSA E LIMÃO

Tempo de preparo: 10 minutos

Tempo de cozimento: 15 minutos

Doses: 4 pessoas

Ingredientes:

400 g de cogumelos mistos (escolha cogumelos, cogumelos porcini, pleurotus)

2 colheres de sopa de azeite extra virgem

1 dente de alho picado

Sal e pimenta a gosto

Salsa fresca picada (a gosto)

Suco de limão (a gosto)

Preparação:

Limpe os cogumelos: corte-os em rodelas ou cubos, dependendo da variedade. Aqueça o azeite extra virgem em uma panela. Refogue o alho picado por um minuto, até dourar. Adicione os cogumelos e cozinhe-os por cerca de 15 minutos, mexendo sempre, até que estejam bem dourados e secos. Sal e pimenta a gosto. Adicione salsa fresca picada e suco de limão a gosto. Misture delicadamente e sirva os cogumelos salteados com salsa e limão bem quentes, como acompanhamento.

CONCLUSÃO

Caro leitor, Chegamos ao fim desta jornada rumo à Dieta Circadiana 2025. Tem sido uma jornada emocionante, explorando as conexões profundas entre nossos corpos, a comida e o ritmo natural do nosso mundo. Espero que você tenha achado estas páginas cheias de inspiração, ricas de conhecimento e, acima de tudo, úteis no seu caminho para o bem-estar. As 110 receitas compartilhadas nestas páginas foram selecionadas com amor e carinho para oferecer uma variedade de sabores e nutrientes que se alinham aos ritmos circadianos do corpo. Cada prato é pensado não só para deliciar o seu paladar, mas também para apoiar a sua saúde e equilíbrio interno. A mensagem fundamental deste guia não é apenas oferecer uma série de receitas, mas convidá-lo a redescobrir a profunda ligação entre o que colocamos no prato e como isso afeta o nosso bem-estar geral. A dieta circadiana é mais que uma tendência passageiro: é um convite para nos aproximarmos da natureza e da harmonia do nosso corpo. Eu adoraria ouvir seu feedback sobre esta viagem. Se o livro te inspirou, te ajudou de alguma forma, eu ficaria infinitamente grato se você pudesse reservar um momento para deixar uma crítica. Estamos felizes por tê-lo acompanhado nesta jornada rumo a uma alimentação personalizada e saudável. Esperamos que as receitas e informações deste livro tenham inspirado você a fazer escolhas alimentares mais conscientes e a atingir seus objetivos de bem-estar. Suas palavras podem ser um guia para outros buscadores de bem-estar que estão embarcando neste caminho. Agradeço profundamente por escolher a "Dieta Circadiana 2025" como sua companheira de viagem rumo a uma vida mais saudável e consciente. Com gratidão, Atenciosamente,

[KLARLOCK]

9 798326 886651